Zumos para una vida sana

Zumos para una vida sana

Caroline Wheater

Traducción de Regina Richling

Título original: *Juicing for Health*.

© Caroline Wheater.
Originally published in English by Thorsons, a Division of HarperCollins Publishers, Ltd.
© 2016 Redbook Ediciones s. l., Barcelona
Diseño cubierta: Regina Richling.
Producción y compaginación: MC producció editorial.
ISBN: 978-84-9917-382-5
Depósito legal: B-3.951-2016
Impreso por Sagrafic, Plaza Urquinaona 14, 7º-3ª 08010 Barcelona

Impreso en España - *Printed in Spain*

Para Simón

Agradecimientos

En primer lugar desearía dar las gracias a Leon Chaitow, Kathryn Marsden y Simon Brown por sus consejos en materia de nutrición. También quisiera expresar mi gratitud especial a las siguientes personas: Sarah Zebaida, de Squeeze Us, Pineapple West Studios en Central London y Paul Martin, propietario y extraordinario barman de Kudos Coktail Bar en Kew, West London, por compartir algunas de las recetas del capítulo 9, y The Fresh Juice Bar, a Anne Shearsby quien creó las recetas de zumo y pulpa del capítulo 9. Muchas gracias también a The Fresh Juice Bar y Pulper'sParadise. Gracias Sarah, Paul y Anne. Este libro no se habría hecho realidad sin vuestra ayuda. También agradezco a la empresa de electrodomésticos Braun UK Ltda. Por poner a mi disposición sus diferentes modelos de licuadoras. Y, finalmente, quisiera agradecer muy especialmente a Sarah Sutton, mi editora en la editorial Thorsons, por los ánimos que me ha dado durante el año 1992.

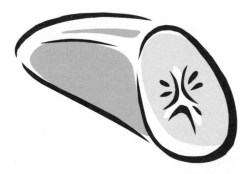

Introducción

Mire dentro de su nevera. ¿Contiene una botella o un tetrabrik de zumo? Muy probablemente la respuesta será que sí, porque los zumos ya no se consideran un artículo de lujo sino parte esencial de la compra semanal. Los zumos de naranja, manzana, melocotón, piña o uva se han convertido en habituales, y los consumimos a la hora del desayuno, con la comida o después de un largo día de trabajo. Pero ahora ya no tiene necesidad de limitarse a estos zumos de siempre. Con este libro aprenderá a combinar y preparar sus propios zumos con los ingredientes que más le gusten. Descubrirá todo un mundo nuevo de sabores, colores y beneficios nutricionales cuya existencia desconocía.

La preparación casera de zumos es una práctica sólidamente establecida en Australia y el sudoeste de Asia, donde proliferan los bares de zumos. En los últimos años ha llegado a Estados Unidos, donde está causando una verdadera revolución. La variedad de zumos diferentes que podemos preparar y los beneficios que tienen para nuestra salud son increíbles. La preparación casera de zumos es una manera sencilla pero muy sabrosa de incrementar nuestro consumo de frutas y verduras. Naturalmente, los zumos no deben ocupar en nuestra dieta el lugar de las frutas y verduras enteras, cuyo consumo aporta gran cantidad de fibra. Pero con unos cuantos sorbos de zumos caseros podemos aportar al organismo mucho de los minerales y vitaminas necesarios.

¿Le apetece un vaso de zumo de mango y piña, rico en betacaroteno y vitamina C? ¿Quizás le atraiga la combinación de zumo de zanahoria y berros rebosante de minerales? Una mujer joven llamada Zebaida se impresionó tanto con los zumos que vio en sus viajes por todo el mundo que decidió abrir Squeeze Us, su propio bar de zumos, cuando volvió al Reino Unido. Después de probar tan sólo unos pocos sorbos de su miríada de combinaciones de zumos, me convertí en «adicta». La preparación de zumos resulta sencilla, práctica y afortunadamente natural. Los zumos frescos de frutas y verduras son una verdadera delicia para los sentidos. Tienen tanta variedad de aspectos y sabores diferentes –desde el rosa brillante del zumo de fresa hasta el intenso púrpura del zumo de la col lombarda, o el suave naranja de los zumos de mandarina. Cuando pruebe un sorbo de zumo casero descubrirá que tiene un fuerte sabor a la fruta de la cual ha sido extraído. Los zumos frescos son más dulces, más picantes, más ácidos, más cremosos o, simplemente, mucho más variados que cualquier zumo que haya podido probar hasta ahora.

La preparación de zumos frescos no es tan sólo una actividad para el verano, aunque es cierto que las frutas de esa estación tienen un sabor maravilloso. Usted podrá preparar sus propios zumos a lo largo de todo el año usando las variedades de frutas y verduras de cada temporada. Los zumos a base de tubérculos son tan sabrosos como los de fruta, y pueden ser sorprendentemente dulces (por ejemplo, el zumo de chirivía y zanahoria es una combinación agradablemente dulce y cremosa).

Por todo ello, creo que la preparación de zumos frescos es una actividad que merece ser cultivada. En esta guía completa descubrirá por qué los zumos frescos son tan especiales, cómo prepararlos, centenares de recetas para la salud, la belleza o simplemente para divertirse; además de una sección sobre la desintoxicación con zumos, recetas para aprovechar la pulpa resultante de la extracción del zumo y muchos detalles nutricionales de las distintas frutas y de cada verdura en particular. ¡Una vez que haya empezado a preparar algunos zumos querrá probarlos todos!

Examinemos ahora más detalladamente por qué estos zumos frescos preparados en casa son tan beneficiosos para nosotros.

PRIMERA PARTE
Los milagros de los zumos

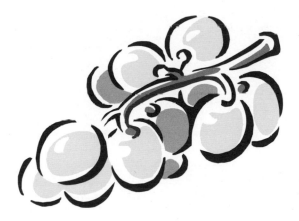

1. Los secretos de los zumos frescos

En estos días de tecnología avanzada y cambios constantes resulta muy fácil verse atrapado por las conveniencias y olvidar las cosas naturales y sencillas de la vida. El consumo de alimentos frescos en su estado natural es algo que queda relegado al final de nuestra lista de prioridades, aunque sepamos que nos beneficiaría. Dedicamos tiempo para ver a nuestros amigos, practicar deporte y limpiar la casa, pero a la hora de suministrar a nuestro cuerpo energía y nutrición a través de la mejor clase de alimentos, nos encontramos normalmente con otra historia: una historia de paquetes, latas, cenas precocinadas consumidas delante de la tele, pizzas con servicio a domicilio, latas de bebidas gaseosas e incontables tazas de café o té.

Últimamente nos hemos acostumbrado a añadir a nuestra dieta suplementos de vitaminas y minerales como una especie de póliza de seguros. Los suplementos tienen su lugar y pueden ser muy efectivos, pero en ningún caso pueden reemplazar una dieta a base de alimentos naturales y saludables. Los zumos frescos de frutas y verduras forman parte de una dieta natural muy superior a los productos de alimentos rápidos. A parte de suministrar a nuestro organismo abundancia de vitaminas, minerales y otros nutrientes, los zumos también sirven para desintoxicar y equilibrar todo el cuerpo: son el equivalente de un preparado multivitamínico en un vaso, que además nos aporta otros beneficios sorprendentes.

Salud cruda

Una vez que haya saboreado sus propios zumos de frutas y verduras se dará cuenta que los zumos adquiridos en las tiendas no se pueden comparar con el producto de su propia licuadora. La mayoría de los zumos preparados comercialmente consisten de un concentrado de zumo más agua. Mire también la etiqueta del producto y descubrirá que muchos de estos zumos contienen aditivos como azúcar, colorantes y conservantes.

A los zumos caseros no se les añade, ni se le quita nada: son simplemente cien por cien puro zumo. Las frutas y verduras que va a usar para preparar un zumo serán relativamente frescas (sobre todo hoy en día gracias a los fantásticos sistemas de transporte internacional), y no habrán pasado por ningún tipo de procesamiento. Esto es muy importante ya que cualquier forma de manipulación reduce el contenido de vitaminas y minerales que incluso pueden llegar a perderse completamente.

Cada vez que beba un vaso de zumo, éste contendrá virtualmente la misma cantidad de nutrientes (aunque no tanta fibra) como si hubiera consumido la fruta o la verdura entera. De hecho, estará probablemente absorbiendo muchos nutrientes más porque se necesita bastante fruta o verdura para producir un solo vaso de zumo de 230 ml. Por ejemplo tendría que consumir dos manzanas, tres zanahorias o casi una piña entera para absorber la cantidad de nutrientes que contiene un vaso de zumo.

Los pioneros

En realidad, como ocurre con la mayoría de las ideas nuevas, el concepto del zumo es bastante antiguo. Ya en el siglo XIX y principios del XX contaba con pioneros tan famosos como el padre Kneipp, el doctor Kellog, el doctor Max Bircher-Benner y doctor Max Gerson. Entre todos ellos desarrollaran la Rohsaftkur (la cura de los zumos frescos), que sigue siendo usada en muchas clínicas de la salud alrededor del mundo. Pioneros norteamericanos, como el difunto doctor

Norman Walker y Ann Wigmore, la fundadora del Hipocrates Health Institute en Boston, han continuado esta labor. Los efectos beneficiosos de los zumos frescos sobre el organismo es un tema muy investigado y documentado. Por ello, naturópatas europeos y norteamericanos llevan muchos años usando zumos para ayudar en el tratamiento de toda una gama de enfermedades leves o graves, porque saben que los zumos son una fuente riquísima de nutrientes y elementos desintoxicantes para el organismo.

Vitaminas y minerales

Los zumos frescos están llenos de vitaminas y minerales que nos mantienen vivos y en buena salud. Como ocurre con todos los alimentos naturales integrales, las vitaminas y los minerales de la fruta y de las verduras se encuentran muchas veces unidos a otros nutrientes que facilitan la absorción. Un ejemplo es la piel blanca que envuelve los cítricos que contiene flavonoides, sustancias necesarias para la absorción de la vitamina C. También los minerales contenidos en las frutas y verduras frescas están ligados a los aminoácidos o vitaminas específicas que facilitan su absorción. La lista que encontrará a continuación muestra la gama de vitaminas y minerales que contienen los zumos frescos; entre ellos destacan el betacaroteno, la vitamina C y los minerales potasio y fósforo, que se encuentran a niveles particularmente altos en muchas frutas y verduras.

Vitaminas

Ácido fólico
Betacaroteno (la vitamina A de origen vegetal)
Vitamina B_1 (tiamina)
Vitamina B_2 (riboflavina)
Vitamina B_3 (niacina)
Vitamina B_5 (ácido pantoténico)
Vitamina B_6 (piridoxina)
Vitamina C
Vitamina E

Minerales

Azufre
Biotina
Calcio
Cinc
Cloro
Cobalto
Cobre
Colina
Cromo
Flúor
Fósforo
Hierro
Inositol
Magnesio
Manganeso
Minerales
Potasio
Selenio
Sodio
Yodo

Para más información sobre los nutrientes contenidos en los zumos frescos véanse los capítulos 4 y 6 y el apéndice.

Los antioxidantes

Probablemente habrá leído algo sobre nutrientes antioxidantes en artículos de periódicos o revistas. Si no fuera así lo hará seguramente en breve. Estas sustancias son objeto de extensas investigaciones que intentan descubrir si un grupo de vitaminas y minerales –las vitaminas A, B, C, beta-caroteno (la fuente vegetariana de la vitamina A) y el mineral selenio– pueden dar protección contra enfermedades degenerativas como el cáncer, enfermedades del corazón, envejecimiento prematuro y cataras. Los científicos creen que los antioxidantes podrían ser la clave para limitar el impacto de estas enfermedades a menudo devastadoras.

Precisamente las frutas y verduras están repletas de sustancias antioxidantes como el betacaroteno y las vitaminas C y E y los zumos elaborados con ellas son naturalmente una fuente muy buena de estos nutrientes. Todo parece indicar que los antioxidantes tendrán un impacto revolucionario sobre la medicina preventiva porque se ha descubierto que son capaces de eliminar moléculas desequilibradas conocidas como radicales libres.

Radicales libres

Los radicales libres son generados por toxinas que pueden llegar a nuestro organismo a través de la contaminación del aire o del humo. Cuando estas sustancias entran en reacción con otras moléculas dentro de nuestro cuerpo, pueden llegar a desestabilizarlas y representar un riesgo para las células. Esta capacidad de los radicales libres de destruir moléculas sanas ha sido relacionado con el desarrollo de ciertos tipos de cáncer y enfermedades cardíacas.

Por ello, el consumo de zumos frescos, aparte de vigorizarnos de forma inmediata, puede tener un efecto muy positivo sobre nuestra salud a largo plazo. En el capítulo 5 de este libro encontrará una receta para un zumo repleto de antioxidantes.

Nutrientes adicionales

Los zumos frescos contienen también otras sustancias beneficiosas para nuestra salud, aunque no se clasifiquen como vitaminas o minerales. Todas las frutas y verduras contienen, por ejemplo, pigmentos vegetales como los carotenoides y las antocianinas, sustancias antibacterianas y antivíricas y otros componentes que generan aroma y sabor. Se están llevando a cabo investigaciones para saber los efectos de estas sustancias en particular y todo parece indicar que forman una parte integral de los beneficios que nos aporta el consumo de frutas y verduras crudas y sus zumos.

Fácilmente digeribles

Los zumos de frutas y verduras son muy fáciles de digerir y son ideales para personas cuyo organismo no puede soportar grandes cantidades de fibra o que simplemente no quieren masticar medio kilo de zanahorias. Pero recuerde que los zumos frescos no deberían reemplazar su ración diaria de frutas y verduras enteras, porque la fibra que éstas contienen es esencias para una eficaz eliminación de residuos. Como los zumos son líquidos, el estómago los digiere fácilmente y los nutrientes entran en la corriente sanguínea de forma muy rápida.

El proceso digestivo se beneficia también de la presencia de enzimas vegetales activas que se juntan a las enzimas presentes en el estómago a la hora de descomponer el zumo. La eficacia de estas sustancias hace que los nutrientes sean absorbidos por la corriente sanguínea a los pocos minutos de consumir el zumo. Las enzimas vegetales también nos ayudan a eliminar el exceso de proteínas y grasas procedente de otros alimentos. Algunas de estas enzimas, como la papaína de la papaya y la bromelaína de la piña son especialmente eficaces para aliviar una indigestión.

Poderosos desintoxicantes

Los zumos frescos tienen notables poderes desintoxicantes y restaurativos. Para empezar, todas las frutas y verduras contienen mucha cantidad de agua, que ha sido filtrada y destilada a través de las complejas estructuras de la planta y es de tal grado de pureza que no representa ninguna carga para el sistema digestivo.

Además, todas las frutas contienen ácidos que ayudan a la eliminación de toxinas del aparato digestivo. Los cítricos contienen el componente ácido más fuerte: el ácido cítrico. Otras frutas contienen ácidos más suaves como el ácido tartárico o el ácido málico. Algunas frutas, como las naranjas y las manzanas, contienen también sustancias como la pectina, que puede absorber grasas y toxinas del tracto digestivo (también sirve para preparar mermelada o confitura).

Las verduras verdes son ricas en clorofila, la sustancia que necesitan las plantas para convertir la luz solar en energía para su crecimiento. La clorofila tiene también propiedades desintoxicantes y por ello las verduras verdes, como los berros o las espinacas, son tan importantes para un programa de desintoxicación. Además, ciertos vegetales como el tomate y la zanahoria tienen la reputación de actuar como tonificantes del hígado. En el capítulo 7 encontrará más información sobre los programas de desintoxicación a base de zumos frescos.

Mantener el equilibrio

Una vez digeridas, tanto las frutas como las verduras son fuertemente alcalinizantes y esto nos beneficia a la mayoría de nosotros, ya que la dieta promedio de demasiadas proteínas y alimentos procesados y refinados crea un exceso de acidez. Como todos los organismos vivos nuestro cuerpo tiene un delicado equilibrio pH que se inclina ligeramente hacia el lado alcalino. Beber un vaso de zumo cada día puede ayudarnos a restablecer este equilibrio esencial.

¿Una garantía para la buena salud?

Los zumos solos no le van a garantizar una salud perfecta, pero contribuyen a ella. Para incrementar la probabilidad de disfrutar de una larga vida en buena salud debería considerar otros cambios en su rutina diaria como por ejemplo:

- Dejar de fumar
- Beber menos alcohol
- Hacer ejercicios regularmente
- Consumir menos grasas de origen animal (carne y productos lácteos)
- Consumir más frutas y verduras
- Beber al menos 1,5 a 2 litros de agua cada día
- Tomarse tiempo para descansar y relajarse

Algunas reglas de oro

Los principiantes en materia de zumos no deberían tomar más de tres vasos de 230 ml de zumo al día. Los veteranos pueden tomar hasta seis vasos al día.

Diluya los zumos vegetales de color verde oscuro (por ejemplo brócoli, espinaca, berros) y los zumos vegetales de color rojo oscuro (col lombarda, remolacha) siempre con cuatro partes de agua u otro zumo más suave porque estos zumos tienen efectos muy potentes y son de sabor fuerte.

Beba zumos de verduras y zumos de frutas para obtener el máximo beneficio nutricional. Un exceso de zumos de frutas supondría una sobrecarga de fructuosa, el azúcar de la fruta, para su organismo.

Los zumos de fruta producen un aumento rápido del nivel de azúcar en la sangre, lo cual puede resultar contraindicado para las personas que sufren de candidiasis y deben vigilar su consumo de azúcar. Si tiene tendencia a erupciones cutáneas o sospecha que sufre de una infección por hongos en el tracto digestivo tiene que consultar a su médico antes de incrementar su consumo de zumos de fruta (los zumos de verdura en cambio, no suelen representar ningún problema en estos casos). Esta regla debe ser observada también por las personas que sufren de hipoglucemia o diabetes.

No mezcle nunca zumos de frutas con zumos vegetales en el mismo vaso ya que esto le podría producir vergonzosas flatulencias. La manzana y la zanahoria son una excepción a esta regla ya que se pueden mezclar con todo.

Vea el capítulo 8 para consejos específicos sobre la correcta administración de zumos a los niños.

2. Los zumos y nuestra cocina

No le representará ningún problema añadir la preparación de zumos frescos caseros a su rutina diaria. Seguro que le resultará divertido, fácil y, además económico. Podrá producir prácticamente ilimitadas variedades de zumos frescos de bonitos coloridos y rebosantes de nutrientes saludables. Pero, naturalmente, antes de poder disfrutar de la abundancia de los zumos frescos debe aprender a prepararlos. No busque más: aquí encontrará las instrucciones necesarias para equipar su cocina y aprovechar al máximo las ventajas de la preparación de zumos.

Cómo preparar los zumos

La pieza de equipo más importante para cualquier novato o novata en materia de zumos es una licuadora. No confunda este electrodoméstico con una batidora o un multirobot de cocina (aunque algunos robots tienen accesorios especiales para la extracción de zumos). Una licuadora separa el zumo de la pulpa fibrosa creando un líquido cremoso, mientras una batidora simplemente produce un puré de la pulpa junto con el zumo. Se pueden preparar zumos manualmente (véase página 22), pero esto resulta francamente laborioso.

Elegir una licuadora

Para obtener buenos resultados con su licuadora ésta debe ser capaz de extraer el zumo de la mayoría de frutas y verduras. Quizás haya oído decir que algunos tipos de licuadoras en particular no sirven para cítricos. Pues no es verdad.

Lo que pasa es que los zumos de estas frutas preparados en cualquier licuadora doméstica tienen un aspecto distinto a los zumos «recién exprimidos» que se pueden adquirir en los supermercados. Suelen ser más consistentes y cremosos ya que incluyen la parte blanca que envuelve estas frutas. Con una licuadora de precio moderado puede encontrarse con problemas para extraer zumos de productos con muchos hilos como el perejil o los germinados de soja o alfalfa. Si desea hacer zumos con este tipo de ingredientes es más aconsejable pagar el precio superior de un modelo más sofisticado.

Asegúrese que la licuadora que vaya a adquirir sea práctica para limpiar y que no ofrezca problemas a la hora de montar y desmontarla. No hay nada peor que enfrentarse a un asalto físico y mental cada vez que le apetece un zumo. También es importante que los componentes eléctricos del aparato estén bien protegidos porque hará pasar grandes cantidades de líquidos por el mismo.

Los precios varían entre los razonables hasta los muy caros, pero si está empezando será probablemente más aconsejable comprar un aparato de la gama de precio inferior por si luego resultase que no le gustan los zumos, aunque esto es muy improbable. Más adelante siempre tendrá ocasión de invertir en un modelo más caro. Veamos ahora los diferentes tipos de licuadora.

Licuadoras centrifugadoras

Estos modelos tienen un precio moderado. Funcionan con electricidad. Rallan las frutas o verduras hasta conseguir una pasta que seguidamente hacen girar a gran velocidad para separar el zumo de la pulpa fibrosa. El zumo resultante suele pasar a una jarra y la pulpa a un recipiente aparte. Las licuadoras centrifugadoras no pueden procesar grandes cantidades de frutas o verduras a la vez y hay que conservarlas muy limpias para evitar que la pulpa ataque el aparato. Producen zumos consistentes y cremosos y pulpa húmeda (véase el capítulo 9 para recetas con pulpa). Este tipo de licuadora produce menos zumo que otros modelos más sofisticados.

Licuadoras trituradoras

Estos modelos producen más zumo de la misma cantidad de frutas o verduras que las licuadoras centrifugadoras porque ejercen mucha más presión sobre ellas. Trituran las frutas o verduras y las hacen pasar a presión por un tamiz que separa la pulpa del zumo. Existen modelos eléctricos o manuales con un sistema de palanca incorporado. Suelen manejar mejor productos más duros como pieles, cortezas, tallo y verduras muy duras. Por ello son normalmente más caras que las licuadoras centrifugadoras.

Las licuadoras con compresor hidráulico

Estas licuadoras son las más eficientes que existen para extrae zumo porque pueden ejercer una presión de entre tres y cinco toneladas sobre las frutas y verduras de su elección. Después del prensado el zumo resultante es filtrado por una tela fina; la pulpa queda reducida a la consistencia de cartón (sólo sirve para compostar). Existen modelos eléctricos y manuales, siendo los primeros extremadamente caros. No obstante, el zumo extraído con este tipo de licuadora es el más completo bajo el punto de vista de la nutrición.

Exprimidoras de cítricos

Si realmente no le gusta el zumo consistente que resulta de las naranjas, limones, limas y pomelos con la licuadora, puede optar por usar un exprimidor de cítricos que produce un zumo más claro y más líquido. Puede adquirir un simple exprimidor manual de vidrio o plástico o invertir en un modelo eléctrico si le cuesta ejercer la suficiente presión sobre la fruta con las manos (las personas con artritis o reumatismo encontrarán los modelos eléctricos más prácticos).

Preparar zumos manualmente

Para preparar zumos manualmente necesita un rallador, un bol, un tamiz fino, unas cuantas telas de muselina u otras telas especialmente diseñadas para zumos. El procedimiento a seguir es el siguiente:

- Ralle su fruta y verdura en un bol.
- Coloque el producto rallado en el centro de una tela de muselina (o tela especial para zumos) cuadrada. Ate los extremos para formar un bulto y exprímalo fuertemente sobre un bol.
- El zumo estará listo para su consumo después de pasarlo por un tamiz fino.

Equipo adicional

Una vez adquirida la licuadora le será útil el siguiente equipo adicional:

- un cepillo de cerdas duras para eliminar la suciedad de las verduras o frutas antes de licuarlas,
- una balanza de alimentos para medir los ingredientes,
- una madera para cortar,
- un cuchillo afilado que pueda cortar verduras muy duras,
- un mondador,
- una jarra medidora de líquidos de plástico o vidrio,
- una jarra grande para guardar zumo,
- película adherente para cubrir la jarra y conservar los zumos sin que entren en contacto con el aire,
- una batidora para mezclar los zumos con purés de fruta, yogur, leche, agua, miel y otros ingredientes adicionales,
- un tamiz fino para colar zumos que tengan trozos de piel, pepitas, etc.,
- un delantal para evitar manchar su ropa con zumos de vivos colores.

Limpieza durante la preparación de los zumos

Cuando esté preparando grandes cantidades de zumo a la vez es aconsejable limpiar la licuadora una o dos veces con agua para quitar restos de pulpa. Si ha usado alguna fruta o verdura de sabor u olor fuerte o alguna de un color especialmente vivo también es recomendable pasar un poco de agua por la abertura del aparato para limpiar el interior. También puede cortas unos trozos de manzana y pasarlas por la licuadora. Ambos métodos evitan que los zumos que vaya a preparar a continuación tengan un sabor o aspecto extraño.

El cuidado de su licuadora

Asegúrese de limpiar y secar su licuadora escrupulosamente antes de guardarla para evitar que atraiga insectos o parásitos. Límpiela de vez en cuando a fondo con un poco de lejía para eliminar las manchas que los zumos pueden haber dejado en el plástico. Cuanto mejor trate a su licuadora más le durará.

Consejos para la preparación de zumos

A continuación encontrará algunos consejos que le ayudarán a obtener el máximo beneficio de la preparación de los zumos. Son cosas simples pero importantes y vale la pena tenerlas presentes.

Cuanto más fresco mejor

Es preferible consumir los zumos inmediatamente después de prepararlos o al menos en el transcurso del mismo día. Así se beneficiará de la máxima cantidad de nutrientes. Algunas vitaminas son especialmente vulnerables cuando entran en contacto con el aire, lo que puede llegar a destrozarlas a las pocas horas de su exposición. Si quiere conservar sus zumos, póngalos en un recipiente hermético y guárdelos en la nevera.

Saboree la diferencia

La consistencia y el aroma de los zumos frescos es muy diferente a los zumos que puede comparar en los comercios. Puede que al principio le parezcan algo extraños, pero pronto empezará a preferir la textura y el sabor de los zumos caseros. Pueden llegar a ser muy consistentes y siempre tienen un sabor más fuerte de lo acostumbrado. Algunos de ellos pueden tener un color más bien extraño (por ejemplo zumos de patata, uva o naranja). Otros tienen un color tan vivo que no podrá apartar sus ojos de ellos. La clave está en tener una actitud abierta y no rechazar los zumos naturales sólo porque no tienen el mismo aspecto y sabor que los zumos procesados y envasadas que nos son más familiares.

Sabor desagradable

Si algunos zumos resultan realmente desagradables para su paladar puede añadirlos a una sopa o un guiso justo antes de servirlo. Esto enmascara el sabor del zumo (evite calentar o cocinar el zumo porque con esto perdería parte de los nutrientes).

Dilución

Los niños deben tomar los zumos siempre diluidos pero también los adultos pueden consumirlos de esta forma si así lo prefieren. Puede diluir los zumos con agua con o sin gas, leche, sifón o incluso con limonada, aunque el agua sin gas es lo mejor para facilitar la digestión.

La compra de frutas y verduras frescas

Puntos a observar

Los productos que compre para la preparación de zumos deben tener la máxima frescura y calidad que le permita su bolsillo. El resultado serán zumos de mejor sabor y nutricionalmente más completos. Trate de comprar productos bien madurados, en su punto, porque contienen más vitaminas y minerales. Por ejemplo, las hojas externas las lechugas o de las coles pueden tener un aspecto poco atractivo pero son las que contienen más nutrientes y son por ello muy valiosas para la preparación de zumos. También resulta más fácil extraer el zumo de las frutas y verduras que están en su punto y además el estómago lo digiere mejor. Evite comprar productos que parecen haber sido almacenados durante demasiado tiempo, tengan manchas, sean demasiado maduros y comiencen a perder su color. La preparación de zumos requiere bastante cantidad de frutas y verduras y probablemente le resultará más práctico realizar una compra grande cada tres o cuatro días para tenerlas siempre disponibles.

Beneficios de los productos ecológicos

Las frutas y verduras de origen ecológico tienen sus ventajas aunque sean más caros, más difíciles de conseguir y haya menos variedad de ellos en el mercado. Las personas que las consumen afirman sobre todo que saben mucho mejor. Además representa una gran ventaja que estos productos no hayan sido expuestos a ningún tratamiento químico como fertilizantes artificiales, pesticidas u otros productos químicos para inhibir el proceso de maduración durante el transporte y el almacenamiento. Esto significa que no habrá residuos químicos en la piel o las capas exteriores de estos productos. Tampoco no se usa cera en los productos ecológicos mientras nuestro pepinos o naranjas normales están a menudo encerados.

La diferencia no es muy grande en el caso de los productos que tienen una piel o corteza fuerte, porque los residuos no penetran hasta el interior del producto que tendrá que ser pelado o mondado de todas formas antes de poder proceder a la extracción de su zumo. En cambio, los productos de piel fina como las zanahorias, los melocotones, los pepinos o las manzanas que limpiamos con agua y un cepillo en vez de pelarlos, son más problemáticos. Siempre existe el riesgo de ingerir junto con ellos una capa invisible de productos químicos y ceras. Podríamos pelar también estas frutas o verduras, pero no resulta muy recomendable, porque una parte significativa de los nutrientes se encuentran precisamente debajo de esta piel fina y se irán al cubo de la basura junto con la piel. Con los productos de cultivo ecológico no hace falta preocuparse por nada de esto y se pueden usar todas estas frutas o verduras con su piel. El siguiente capítulo le ofrecerá algunos consejos prácticos sobre qué tipo de frutas y verduras conviene comparar y cómo prepararlas para la extracción de sus zumos.

3. Preparados para licuar

La preparación de zumos se parece un poco a un viaje de descubrimiento y es una actividad que podrá adaptar fácilmente a sus propios gustos. A continuación encontrará descripciones de toda una gama de frutas y verduras frescas con su contenido en vitaminas y minerales y valor calórico de 100 g de cada una de ellas (equivale a alrededor de 80-115 ml de zumo). Puede disfrutar estos zumos por sí solos o probar las recetas de combinados que encontrará a partir del capítulo 4.

Frutas

Aguacate

Los aguacates no son muy adecuados para preparar zumos porque tienen una carne muy aceitosa. También son excelentes para preparar un batido junto con otros zumos de fruta para obtener una bebida especialmente energizante.

Preparación: cortar los aguacates por la mitad, quitar el hueso y sacar la carne de la cáscara con una cuchara. Usar una batidora para mezclar la carne del aguacate con otros zumos.

Vitaminas: ricos en betacaroteno, B_3, B_5, C, E, ácido fólico y biotina, pequeñas cantidades de B_1, B_2, y B_6.

Minerales: ricos en calcio, magnesio, fósforo, potasio, azufre, pequeñas cantidades de cobre y hierro.

Calorías por 100 g: 223

Albaricoque

Los albaricoques son de un color anaranjado claro y tienen un aroma veraniego. Su zumo es dulce y ideal para mezclar. Tiene un delicioso sabor y aspecto muy apetitoso en combinación con limonada espumosa.

Preparación: cortar los albaricoques por la mitad sin pelarlos y sacar el hueso.

Vitaminas: ricos en betacaroteno, B_3, B_5, C y ácido fólico, pequeñas cantidades de B_1, B_2 y B_6.

Minerales: ricos en calcio, magnesio, fósforo, potasio y azufre, pequeñas cantidades de cobre, hierro y cinc.

Calorías por 100 g: 28

Arándano

Este zumo de color escarlata tiene un sabor muy agrio, pero resulta muy bueno mezclado especialmente en los combinados. Es muy recomendable para el tratamiento de la cistitis.

Preparación: se usan enteros después de lavarlos con agua.

Vitaminas: ricos en betacaroteno, ácido fólico y vitamina C, pequeñas cantidades de B_1, B_2, B_3, B_5, B_6.

Minerales: ricos en calcio, cloro, magnesio, fósforo, potasio, sodio, y azufre, pequeñas cantidades de cobre y hierro.

Calorías por 100 g: 15

Cereza

El color de la cereza puede pasar por toda la gama desde el rojo claro hasta llegar a un profundo púrpura dependiendo de la variedad y su grado de madurez. Su zumo es una adición deliciosa a cualquier combinado de zumos de fruta.

Preparación: la preparación de la cereza para zumo es un poco laboriosa, pero vale la pena. Se cortan por la mitad y se saca el hueso. Para ahorrar tiempo puede invertir en un deshuesador mecánico especial para cerezas.

Vitaminas: ricas en betacaroteno, ácido fólico y vitamina C, pequeñas cantidades de biotina, B_1, B_2, B_3, B_5, B_6 y E.

Minerales ricas en calcio, magnesio, fósforo, potasio, sodio y azufre, pequeñas cantidades de cobre, hierro, manganeso y cinc.
Calorías por 100 g: 47

Ciruela

Las ciruelas, de color rojo dorado, son muy dulces y aromáticas. Su zumo combina bien con cualquier zumo de fruta de sabor suave.

Preparación: cortar las ciruelas por la mitad sin pelarlas y quitar el hueso.

Vitaminas: ricas en betacaroteno, ácido fólico y C, pequeñas cantidades de B_1, B_2, B_5, B_6 y E.

Minerales: ricas en calcio, magnesio, fósforo, potasio y sodio, pequeñas cantidades de cobre y hierro.

Calorías por 100 g: 38

Ciruela claudia

Las ciruelas claudia son de color verde y tienen un sabor dulce.

Preparación: cortarlas por la mitad sin pelar y quitar el hueso.

Vitaminas: ricas en ácido fólico y C, pequeñas cantidades de B_1, B_2, B_3, B_5, B_6 y E.

Minerales: ricas en calcio, cloro, magnesio, fósforo, potasio, sodio y azufre, pequeñas cantidades de cobre, hierro y cinc.

Fresas

Nunca habrá visto un zumo de un color rosado tan intenso como el de las fresas. Es un auténtico rey entre los zumos y sabe a gloria.

Preparación: no hace falta ninguna preparación, pero se pueden quitar los tallos verdes si se prefiere.

Vitaminas: ricas en betacaroteno, ácido fólico, biotina y C, pequeñas cantidades de B_1, B_2, B_3, B_5, B_6 y E.

Minerales: ricas en calcio, cloro, magnesio, fósforo, potasio, sodio y azufre, pequeñas cantidades de cobre, hierro y cinc.
Calorías por 100 g: 26

Fruta de la pasión

El zumo de esta fruta es dulce y de color marrón oscuro.
Preparación: partir por la mitad y sacar el contenido con una cucharita.
Vitaminas: rica en betacaroteno, B_3 y C, pequeñas cantidades de B_2.
Minerales: rica en calcio, cloro, magnesio, fósforo, potasio, sodio y azufre, pequeñas cantidades de hierro.
Calorías por 100 g: 34

Guayaba

La guayaba es una fruta de sabor tropical que produce un zumo verde y cremoso que resulta muy agradable en los combinados.
Preparación: pelar la fruta y cortarla a trozos sin quitar las pepitas.
Vitaminas: rica en betacaroteno, B_3 y C, pequeñas cantidades de B_1, B_2, B_5, B_6.
Minerales: rica en calcio, magnesio, fósforo, potasio y sodio, pequeñas cantidades de cobre, hierro, manganeso y cinc.
Calorías por 100 g: 51

Kiwi

El zumo de kiwi es de color verde lima y resulta muy gustoso. Es ideal para las mezclas.
Preparación: pelar los kiwis y cortar su carne a cuartos.
Vitaminas: rico en betacaroteno y C, pequeñas cantidades de B_1, B_2 y B_3.
Minerales: rico en calcio, magnesio, fósforo, potasio y sodio, pequeñas cantidades de hierro.
Calorías por 100 g: 61

Lima

El zumo de limas es parecido al del limón, pero ligeramente mas dulce. Se necesita sólo una pequeña cantidad para mezclar.

Preparación: pelar la lima y cortarla a trozos. Se pueden quitar los huesos si se prefiere.

Vitaminas: ricas en betacaroteno, ácido fólico y C, pequeñas cantidades de B_1, B_2, B_3 y B_5.

Minerales: ricas en calcio, fósforo, potasio y sodio, pequeñas cantidades de cobre, hierro y cinc.

Calorías por 100 g: 30

Limón

El zumo del limón es muy ácido, cremoso y de color amarillo claro. Se usa sólo en pequeñas cantidades para las mezclas.

Preparación: pelar el limón y cortar la carne a trozos. Se pueden quitar los huesos si se prefiere.

Vitaminas: rico en C, pequeñas cantidades de B_1, B_2, B_3, B_5, B_6 y biotina.

Minerales: rico en calcio, cloro, magnesio, fósforo, potasio, sodio y azufre, pequeñas cantidades de cobre y hierro.

Mandarina

El zumo de las mandarinas tiene un color anaranjado claro, es más dulce que el de la naranja y es una verdadera delicia consumido solo sin mezclar.

Preparación: pelar las mandarinas y cortarlas a trozos.

Vitaminas: ricas en betacaroteno, ácido fólico y C, pequeñas cantidades de B_1, B_2, B_3, B_5 y B_6.

Minerales: rica en calcio, magnesio, fósforo, potasio y sodio, pequeñas cantidades de cobre, hierro y manganeso.

Calorías por 100 g.: 35

Mango

El zumo de mango es de color anaranjado y muy espeso. Combina muy bien con el plátano y el zumo de piña. Es necesario mezclarlo porque por sí solo es demasiado espeso.

Preparación: cortar el mango por la mitad y quitar el hueso plano. Sacar la carne con la ayuda de una cuchara.

Vitaminas: rico en betacaroteno y C, pequeñas cantidades de B_1, B_2, B_3, B_5 y B_6.

Minerales: rico en calcio, magnesio, fósforo, potasio y sodio, pequeñas cantidades de cobre, hierro, manganeso y cinc.

Calorías por 100 g: 65

Manzana

El zumo de manzana se puede mezclar con prácticamente cualquier otro, pero también se puede disfrutar por sí solo. Tiene un agradable aroma y es de color marrón si se incluyen los huesos. Es bastante dulce y el único zumo de frutas que se puede mezclar sin ningún problema con todos los zumos de verdura.

Preparación: cortar la manzana a cuartos sin pelarla. Se puede quitar el corazón si se desea.

Vitaminas: rica en betacaroteno, ácido fólico y C, pequeñas cantidades de B_1, B_2, B_3, B_6, biotina y E.

Minerales: rica en calcio, cloro, magnesio, fósforo, potasio y azufre, pequeñas cantidades de cobre y cinc.

Calorías por 100 g: 46

Melocotón

El zumo de melocotón es el néctar de los dioses. Muy dulce con aroma a flores, combina excelentemente con el zumo de naranja.

Preparación: cortar el melocotón por la mitad sin pelar y quitar el hueso.

Vitaminas: rico en betacaroteno, ácido fólico, B_3 y C, pequeñas cantidades de biotina, B_1, B_2, B_5 y B_6.

Minerales: rico en calcio, magnesio, fósforo, potasio, azufre y sodio, pequeñas cantidades de cobre, hierro y cinc.
Calorías por 100 g: 33

Melón

El zumo de melón es refrescante y aromático. Se tiene que beber siempre solo porque pasa por el sistema digestivo más rápido que cualquier otro zumo y limitaría la absorción de nutrientes de los otros zumos.

Preparación: cortar el melón a cuartos y trocear la carne después de separarla de la cáscara. Se pueden licuar también las semillas y la cáscara, que en este caso debería estar bien limpia.

Vitaminas: rico en betacaroteno, ácido fólico y C, pequeñas cantidades de B_1, B_2, B_3, B_5, B_6 y E.

Minerales: rico en calcio, cloro, magnesio, fósforo, potasio, sodio y azufre, pequeñas cantidades de cobre, hierro y cinc.

Calorías por 100 g: 21

Moras

El zumo de las moras es de un color púrpura profundo y bastante dulce. Es ideal para cualquier mezcla de zumo de frutas otoñales. Además puede ser gratis si tiene ocasión de recoger moras directamente en el campo.

Preparación: sólo hace falta darles un rápido lavado.

Vitaminas: ricas en betacaroteno, C y E, pequeñas cantidades de biotina, B_1, B_2, B_3, B_5 y B_6.

Minerales: ricas en calcio, cloro, magnesio, fósforo, potasio, azufre y sodio, pequeñas cantidades de cobre y hierro.

Calorías por 100 g: 29.

Naranja

El zumo de naranja es un zumo universal que tiene muy buen sabor. Sale de la licuadora de color amarillo porque incluye la piel blanca que envuelve la naranja. Se puede tomar por sí solo o mezclado con otros zumos.

Preparación: mondar la naranja y cortarla a trozos.

Vitaminas: ricas en betacaroteno y C, pequeñas cantidades de B_1, B_2, B_3, B_5, B_6 y E.

Minerales: rica en calcio, magnesio, fósforo y potasio, pequeñas cantidades de cobre, hierro, manganeso y cinc.

Calorías por 100 g: 46

Nectarina

El zumo de nectarina sabe agradablemente a melocotón, es muy refrescante y maravilloso combinado con zumos a base de bayas.

Preparación: cortar las nectarinas a cuartos sin pelarlas y quitar el hueso.

Vitaminas: ricas en betacaroteno, ácido fólico y C, pequeñas cantidades de B_1, B_2, B_3, B_5 y B_6.

Minerales: ricas en calcio, magnesio, fósforo y potasio y pequeñas cantidades de cobre, hierro, manganeso y cinc.

Calorías por 100 g: 49

Papaya

Igual que el zumo de mango, el zumo de papaya es muy espeso y tiene que diluirse con otro más líquido como el de piña o el de manzana. Tiene un color rosado oscuro.

Preparación: cortar por la mitad y sacar la carne con la ayuda de una cuchara. Según se prefiera se pueden quitar las semillas o no.

Vitaminas: ricas en betacaroteno, ácido fólico y C, pequeñas cantidades de B_1, B_2, B_3 y B_6.

Minerales: ricas en calcio, magnesio, fósforo, potasio y sodio y pequeñas cantidades de cobre, hierro, manganeso y cinc.

Calorías por 100 g: 39

Pera

El zumo de pera es muy versátil y se puede mezclar con la mayorías de otros zumos de fruta. Tiene un sabor suave y es bastante líquido.

Preparación: quitar el tallo de las peras y cortarlas en cuartos longitudinales sin pelarlas. No quitar los huesos.

Vitaminas: ricas en betacaroteno, ácido fólico y C, pequeñas cantidades de B_1, B_2, B_3, B_5 y B_6.

Minerales: ricas en calcio, magnesio, fósforo y potasio, pequeñas cantidades de cobre, hierro, manganeso y cinc.

Calorías por 100 g: 59

Piña

El zumo de piña es agradablemente dulce y muy gustoso. Es de color ámbar y se puede consumir solo o combinado con otros zumos. Contiene la enzima bromelaína.

Preparación: cortar la piña a rodajas y quitarles la cáscara exterior. Cortar las rodajas a trozos.

Vitaminas: rica en betacaroteno, ácido fólico y C, pequeñas cantidades de B_1, B_2, B_3, B_5, y B_6.

Minerales: rica en calcio, magnesio, fósforo, potasio y sodio, pequeñas cantidades de cobre, hierro y cinc.

Calorías por 100 g: 49

Plátano

El zumo de plátano, con su consistencia cremosa, es absolutamente delicioso. Pero, desafortunadamente, es muy poco económico ya que sólo se consigue una cantidad muy pequeña de zumo de un plátano. Por ello es mejor tratar el plátano igual que el aguacate y batir su carne junto con otros zumos más fáciles de preparar.

Preparación: pelar el plátano y batirlo junto con otros zumos en una batidora.

Vitaminas: rico en betacaroteno, B_3, ácido fólico y C, pequeñas cantidades de B_1, B_2, B_6 y E.

Minerales: rico en calcio, cloro, magnesio, fósforo, potasio y azufre, pequeñas cantidades de cobre, hierro, manganeso y cinc.

Calorías por 100 g: 79

Pomelo

El zumo de pomelo es suave, ligeramente ácido y tiene un color pálido. Su consistencia es cremosa y se puede consumir tanto solo como en combinación con otros zumos.

Preparación: pelar los pomelos y cortarlos a trozos sin quitar los huesos.

Vitaminas: rico en betacaroteno, ácido fólico y C, pequeñas cantidades de B_1, B_2, B_3, B_5, B_6 y E.

Minerales: rico en calcio, magnesio, fósforo y potasio, pequeñas cantidades de cobre, hierro, manganeso y cinc.

Calorías por 100 g: 32

Sandía

El zumo de sandía sale de color rosa marrón si se usa sólo la carne. Si se incluye también la cáscara tendrá mayores beneficios nutricionales y el color será mucho más oscuro. Es un zumo muy refrescante para los meses de verano.

Preparación: cortar la sandía y sacar la carne con una cuchara sin quitar las semillas. Se puede usar también la cáscara.

Vitaminas: rica en betacaroteno, ácido fólico, B_5 y C, pequeñas cantidades de B_1, B_2, B_3 y B_6.

Minerales: rica en calcio, magnesio, fósforo, potasio y sodio, pequeñas cantidades de cobre, hierro y cinc.

Calorías por 100 g: 21

Uva

El zumo de uva tiene un sabor intenso y agradablemente dulce. Es un zumo cremoso que puede ser de color verde pálido o rosa oscuro.

Preparación: quitar las uvas del racimo y lavarlas. Licuarlas con las pepitas.

Vitaminas: ricas en C y E, pequeñas cantidades de B_1, B_2 y B_3.

Minerales: ricas en calcio, magnesio, fósforo, potasio, sodio y azufre, pequeñas cantidades de cobre, hierro y cinc.

Calorías por 100 g: 60

Verduras

Ajo

El zumo de ajo añade un aroma excelente a todos los zumos de verdura, si le gusta su sabor. El zumo de uno o dos dientes de ajo es suficiente para añadir a un vaso de zumo vegetal.

Preparación: pelar el ajo y cortarlo a trocitos, Licuar junto con otras verduras de su elección.

Vitaminas: rico en ácido fólico y C, pequeñas cantidades de B_1, B_2 y B_3.

Minerales: rico en calcio, hierro, magnesio, potasio y sodio y una pequeña cantidad de cinc.

Calorías por 100 g: 117

Apio común

El zumo de apio es muy suave y tiene un sabor salado. Es muy bueno para combinarlo con otros zumos de sabores más fuertes.

Preparación: cortar las hojas y lavar los tallos.

Vitaminas: rico en ácido fólico y C, pequeñas cantidades de B_1, B_2, B_3, B_5, B_6, biotina y E.

Minerales: rico en calcio, cloro, manganeso, fósforo, potasio, sodio y azufre.

Calorías por 100 g: 8

Apio nabo

Este zumo de color amarillo claro sabe muy parecido al zumo del apio común. Es ligeramente salado y tiene un aroma refrescante. Es muy bueno en combinación con otros zumos.

Preparación: lavarlo con agua y cortarlo a trozos.

Vitaminas: rico en C, pequeñas cantidades de B_1, B_2, B_3 y B_6.

Minerales: rico en calcio, magnesio, fósforo, potasio, sodio y pequeñas cantidades de hierro.

Calorías por 100 g: 18

Berros

El zumo de los berros tiene un color verde oscuro y es de fuerte sabor. Conviene diluirlo con cuatro partes de otros zumos más suaves. Así dará un sabor agradablemente picante a la mezcla.

Preparación: lavar los berros y licuarlos enteros.

Vitaminas: ricos en betacaroteno, C y E, pequeñas cantidades de B_1, B_2, B_3, B_6 y biotina.

Minerales: calcio, cloro, hierro, magnesio, fósforo, potasio, sodio y azufre, pequeñas cantidades de cobre y cinc.

Calorías por 100 g: 14

Boniato

El zumo del boniato tiene un sabor parecido al de la patata, pero es más apetitoso y tiene un bonito color entre naranja y rojo.

Preparación: limpiar los boniatos con agua y un cepillo. Cortarlos a trozos.

Vitaminas: ricos en betacaroteno, ácido fólico, C y E, pequeñas cantidades de B_1, B_2, B_3, B_5 y B_6.

Minerales: calcio, cloro, magnesio, fósforo, potasio, sodio y azufre, pequeñas cantidades de cobre y hierro.

Calorías por 100 g: 91

Bróculi

El zumo de bróculi es de color verde oscuro y tiene un sabor ligeramente amargo. Debe diluirse siempre con cuatro partes de otros zumos más suaves.

Preparación: cortar el bróculi de forma que pase por la apertura de la licuadora. No cortar los tallos.

Vitaminas: rico en betacaroteno, ácido fólico y C, pequeñas cantidades de B_1, B_2, B_3, B_5 y B_6.

Minerales: rico en calcio, magnesio, fósforo, potasio y sodio, pequeñas cantidades de cobre, hierro y cinc.

Calorías por 100 g: 28

Cebolla

¡Sólo para valientes! El zumo de cebolla es de color crema y tiene un aroma muy fuerte. Lo mejor es mezclarlo con otros zumos.

Preparación: pelar las cebollas y cortarlas a trozos.

Vitaminas: rica en ácido fólico y C, pequeñas cantidades de B_1, B_2, B_3, B_5, B_6 y biotina.

Minerales: rica en calcio, cloro, magnesio, fósforo, potasio, sodio y azufre, pequeñas cantidades de cobre, hierro y cinc.

Calorías por 100 g: 23

Col blanca

La col blanca produce un zumo de color verde pálido agradablemente dulce.

Preparación: quitar las hojas exteriores dañadas y cortar la col a trozos.

Vitaminas: rica en ácido fólico y C, pequeñas cantidades de B_1, B_2, B_3, B_5, B_6, biotina y E.

Minerales: calcio, cloro, magnesio, fósforo, potasio y sodio, pequeñas cantidades de cobre, hierro y cinc.

Calorías por 100 g: 22

Coles de Bruselas

Un zumo fuerte de color verde oscuro que se debe diluir siempre con cuatro partes de otro zumo más suave. Tienen un sabor ligeramente amargo y combina bien con zumos más dulces como por ejemplo el de zanahoria o manzana.

Preparación: quitar las hojas exteriores de las coles y licuarlas sin cortar.

Vitaminas: ricas en betacaroteno, ácido fólico y C, pequeñas cantidades de B_1, B_2, B_3, B_5 y B_6.

Minerales: calcio, magnesio, fósforo, potasio y sodio, pequeñas cantidades de cinc, hierro y cobre.

Calorías por 100 g: 26

Coliflor

El zumo de la coliflor es de color verde pálido y tiene un aroma deliciosamente fresco. Combina bien con otros zumos más dulces.

Preparación: cortar la coliflor a trozos sin quitar los tallos.

Vitaminas: rica en betacaroteno, ácido fólico, C, B_1, B_2, B_3, B_5 y B_6.

Minerales: calcio, magnesio, fósforo, potasio y sodio, pequeñas cantidades de cobre, hierro y cinc.

Calorías por 100 g: 24

Col lombarda

El zumo de la col lombarda tiene un maravilloso color púrpura y sabe ligeramente a pimienta. Es un zumo muy intenso que debe diluirse con cuatro partes de otros zumos más suaves.

Preparación: quitar las hojas exteriores dañadas y cortar la col a trozos.

Vitaminas: betacaroteno, ácido fólico y C, pequeñas cantidades de B_1, B_2, B_3, B_5 y B_6.

Minerales: calcio, magnesio, fósforo, potasio y sodio, pequeñas cantidades de cobre, hierro y cinc.

Calorías por 100 g: 27

Col rizada

El zumo de la col rizada es de color verde oscuro y debe diluirse siempre con cuatro partes de otros zumos más suaves.

Preparación: quitar las hojas exteriores dañadas y cortar la col a trozos.

Vitaminas: rica en betacaroteno, B_3 y C, pequeñas cantidades de B_1 y B_2.

Minerales: calcio, hierro, fósforo, potasio y sodio.

Calorías por 100 g: 53

Col verde

El zumo de la col verde sabe y huele ligeramente a azufre y es mucho más apetitoso mezclado con otros zumos más dulces como el de pimientos rojos, chirivía o manzana.

Preparación: quitar las hojas exteriores dañadas y cortar a trozos.

Vitaminas: rica en betacaroteno, ácido fólico y C, pequeñas cantidades de B_1, B_2, B_3, B_5, B_6, biotina y E.

Minerales: rico en calcio, cloro, magnesio, fósforo, potasio y sodio, pequeñas cantidades de cobre, hierro y cinc.

Calorías por 100 g: 22

Chirivía

No rechace este zumo sin conocerlo. Tiene un sabor deliciosamente dulce y es muy cremoso.

Preparación: cortar el tallo, limpiarlas con un cepillo debajo del agua del grifo y cortarlas a trozos.

Vitaminas: ricas en ácido fólico y C, pequeñas cantidades de B_1, B_2, B_3, B_5, B_6, biotina y E.

Minerales: ricas en calcio, cloro, magnesio, fósforo, potasio, sodio y azufre, pequeñas cantidades de cobre, hierro y cinc.

Calorías por 100 g: 49

Espinacas

Otro zumo de color verde oscuro que debe diluirse con cuatro partes de otros zumos o agua. No beba demasiado de este zumo ya que contiene ácido oxálico que puede llegar a inhibir la absorción del calcio.

Preparación: lavar las hojas y licuarlas juntas con otros vegetales como por ejemplo zanahorias o pepino.

Vitaminas: ricas en betacaroteno, B_3 y C, pequeñas cantidades de B_1 y B_2.

Minerales: ricas en calcio, hierro, fósforo, potasio y sodio.

Calorías por 100 g: 25

Germinados de alfalfa

Los germinados de alfalfa producen un zumo con sabor a nueces. Es recomendable combinarlo con otros zumos más suaves.

Preparación: aparte de lavar los germinados, no hace falta ninguna preparación.

Vitaminas: ricos en betacaroteno y C, pequeñas cantidades de B_1, B_2 y B_3.

Minerales: ricos en calcio, fósforo, potasio y sodio.

Calorías por 100 g: 30

Germinados de soja

El zumo de los germinados de soja no tiene un aspecto muy apetitoso, pero está repleto de nutrientes esenciales. Su sabor mejora en combinación con zumos dulces.

Preparación: aparte de lavar los germinados, no hace falta ninguna preparación.

Vitaminas: ricos en betacaroteno y C, pequeñas cantidades de B_1, B_2 y B_3.

Minerales: ricos en calcio, fósforo, potasio y sodio, pequeñas cantidades de hierro.

Calorías por 100 g: 29

Hinojo

Si le gusta el Pernod se convertirá en amante del zumo de hinojo. Tiene un fuerte sabor a anís y es muy bueno para dar gusto a otros zumos de poco sabor propio.

Preparación: partir el hinojo y cortarlo en trocitos.
Vitaminas: rico en C, pequeñas cantidades de B_6.
Minerales: calcio y potasio.
Calorías por 100 g: 28

Lechuga

El zumo de lechuga es de color verde fuerte y debe diluirse con cuatro partes de otros zumos más suaves. Su sabor es bastante amargo y es preferible mezclarlo con un zumo dulce. Puede elegir entre todas las variedades de lechugas, aunque la lechuga larga es la que contiene más nutrientes.

Preparación: quitar las hojas dañadas y cortar a trozos.
Vitaminas: rica en betacaroteno y C, pequeñas cantidades de B_1, B_2, B_3, B_5, B_6 y E.
Minerales: rica en calcio, magnesio, fósforo, potasio y sodio, pequeñas cantidades de cobre, hierro y cinc.
Calorías por 100 g: 12-17

Nabo

El zumo de nabo no tiene un aspecto muy bueno, pero su sabor a pimienta lo hace ideal para mezclar con otros zumos de sabor más dulce.

Preparación: quitar el tallo, limpiar con un cepillo y agua y cortar a trozos.
Vitaminas: rico en ácido fólico y C, pequeñas cantidades de B_1, B_2, B_3, B_5 y B_6.
Minerales: rico en calcio, magnesio, fósforo y potasio.
Calorías por 100 g: 20

Patata

El zumo de patata es de color pálido y tiene un sabor poco agradable. Es mejor mezclarlo con otros zumos dulces como el de zanahoria o el de chirivía.

Preparación: limpiarlas con agua y un cepillo. No hace falta pelarlas a no ser que estén especialmente sucias. Cortar a trozos.

Vitaminas: ricas en ácido fólico y C, pequeñas cantidades de B_1, B_2, B_3, B_5 y B_6.

Minerales: calcio, cloro, magnesio, fósforo, potasio y azufre, pequeñas cantidades de cobre, hierro y cinc.

Calorías por 100 g: 87

Pepino

El zumo de pepino es bastante líquido y resulta muy refrescante. Es ideal para mezclar con otros zumos más consistentes.

Preparación: limpiar la piel exterior con agua y un cepillo. Pelar el pepino si está encerado. Cortar a trozos.

Vitaminas: rico en ácido fólico y C, pequeñas cantidades de B_1, B_2, B_3, B_5, B_6 y biotina.

Minerales: calcio, cloro, magnesio, potasio, sodio y azufre, pequeñas cantidades de cobre, hierro y cinc.

Calorías por 100 g: 10

Perejil

El zumo de perejil es de color verde oscuro y debe diluirse siempre con cuatro partes de otros zumos más suaves, a pesar de su agradable sabor a hierbas.

Preparación: cortar el perejil e introducirlo en la licuadora junto con otros vegetales más consistentes.

Vitaminas: rico en betacaroteno, B_3 y C, pequeñas cantidades de B_1 y B_2.

Minerales: rico en calcio, fósforo, azufre, potasio y sodio.

Calorías por 100 g: 43

Pimientos

Los pimientos pueden ser rojos, amarillos o verdes, y el zumo de todas estas variedades resulta delicioso. El zumo de pimientos rojos es algo más dulce y se mezcla mejor con otros zumos más amargos.

Preparación: cortar los pimientos a trozos.

Vitaminas: ricos en betacaroteno, ácido fólico y C, pequeñas cantidades de B_2, B_3, B_5, B_6 y E.

Minerales: ricos en calcio, cloro, magnesio, fósforo, potasio y sodio, pequeñas cantidades de cobre, hierro y cinc.

Calorías por 100 g: pimientos rojos: 32, pimientos amarillos: 26, pimientos verdes: 15.

Puerros

Un zumo de color verde claro con un aroma agradable que recuerda al de la cebolla. Es un zumo excelente para dar sabor a otros zumos más suaves de sabor.

Preparación: quitar las raíces y cortar a trozos.

Vitaminas: ricos en betacaroteno, biotina y C, pequeñas cantidades de B_1, B_2, B_5, B_6 y E.

Minerales: rico en calcio, cloro, magnesio, fósforo, potasio y sodio, pequeñas cantidades de cobre, hierro y cinc.

Calorías por 100 g: 31

Rábanos

El zumo de los rábanos es de color rosa y su olor recuerda a la pimienta. Es recomendable mezclarlo siempre con otros zumos más suaves.

Preparación: lavar los rábanos y licuarlos sin pelar.

Vitaminas: ricos en ácido fólico y C, pequeñas cantidades de B_1, B_2, B_3, B_5 y B_6.

Minerales: ricos en calcio, cloro, hierro, magnesio, fósforo, potasio, sodio y azufre. Pequeñas cantidades de cobre y cinc.

Calorías por 100 g: 12

Remolacha

El zumo de la remolacha es de color púrpura y es tan potente que debe diluirse siempre con cuatro partes de otros zumos.

Preparación: cortar los extremos nudosos de la remolacha, limpiarla con un cepillo y agua y coartarla a trozos.

Vitaminas: rica en ácido fólico y C, pequeñas cantidades de B_1, B_2, B_3 y B_5.

Minerales: rica en calcio, magnesio, fósforo, potasio y sodio, pequeñas cantidades de cobre, hierro y cinc.

Calorías por 100 g: 44

Tirabeques (guisantes muy tiernos que se consumen con la cáscara)

El zumo de los tirabeques es de color verde intenso y tiene un sabor dulce. Es mejor diluirlo con otro zumo más suave.

Preparación: aparte de lavar los tirabeques, no hace falta ninguna preparación.

Vitaminas: ricos en betacaroteno y C, pequeñas cantidades de B_1, B_2 y B_3.

Minerales: ricos en calcio, hierro, manganeso, fósforo, potasio y sodio.

Calorías por 100 g: 42

Tomates

El zumo de los tomates es de color rosa anaranjado, sabe igual que los tomates frescos y es muy distinto a los zumos de tomate envasados. Es excelente tanto por sí solo como mezclado con otros zumos.

Preparación: lavar los tomates y cortarlos a trozos.

Vitaminas: ricos en betacaroteno, biotina, ácido fólico y C, pequeñas cantidades de B_1, B_2, B_3, B_5 y B_6.

Minerales: ricos en cloro, calcio, magnesio, fósforo, potasio y azufre, pequeñas cantidades de cobre, hierro y cinc.

Calorías por 100 g: 14

Zanahoria

El zumo de zanahoria es ideal para mezclar con todos los zumos de sabor fuerte. Su sabor dulce y suave lo hace también muy agradable cuando se consume sin mezclar. Es el único zumo de verdura que se puede combinar con todos los zumos de fruta sin peligro de provocar flatulencias.

Preparación: limpiar las zanahorias con un cepillo y agua. Quitar la parte superior de donde proceden las hojas y cortar las zanahorias a trozos.

Vitaminas: ricas en betacaroteno, ácido fólico y C, pequeñas cantidades de B_1, B_2, B_3, B_5, B_6, biotina y E.

Minerales: calcio, cloro, magnesio, fósforo, potasio, sodio y azufre, pequeñas cantidades de cobre, hierro y cinc.

Calorías por 100 g: 35

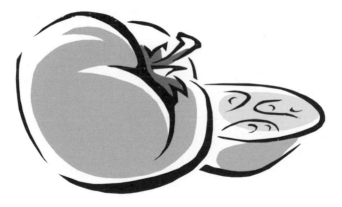

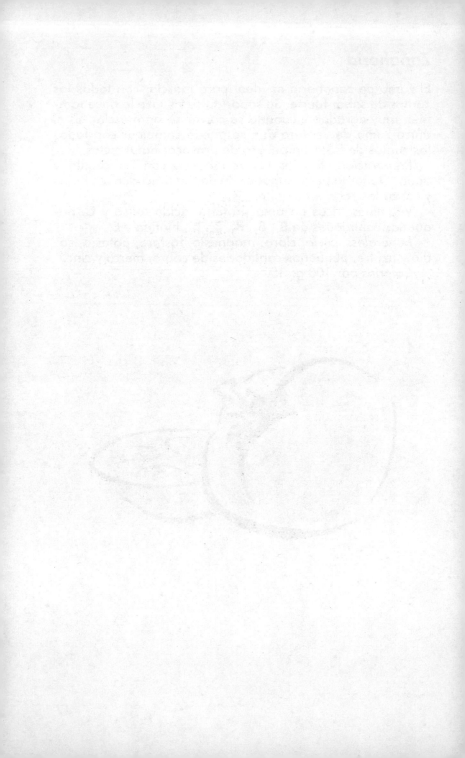

SEGUNDA PARTE
Belleza, salud perfecta y vitalidad

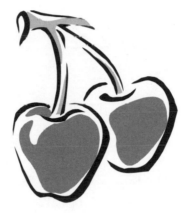

La incorporación de zumos frescos a su dieta es una manera simple de mejorar su aspecto, su salud y su bienestar general. Los zumos están tan llenos de vitaminas, minerales y otros nutrientes que sería una lástima no aprovechar esta abundancia natural. Los capítulos 4 a 6 se centran alrededor de temas específicos en los que los zumos pueden desempeñar un papel importante, como por ejemplo mejorar el aspecto de su piel, aliviar una garganta irritada, ayudar a reducir el estrés o combatir el insomnio. Entre las recetas de estos capítulos encontrará zumos de verduras y zumos de frutas. No es recomendable limitarse a un solo tipo de zumo sino variarlos al máximo para disfrutar de todos sus beneficios: por ejemplo un zumo vegetal por la mañana y uno de fruta por la noche o alternar cada día entre zumos vegetales y frutales.

Niños

Las recomendaciones con respecto a las cantidades de zumo a consumir están pensadas para adultos y no son indicadas para los niños. Como regla general, los niños menores de trece años no deberían consumir más de 145 ml de zumo fresco durante el día y siempre diluido con agua. A partir de los trece años pueden empezar a tomar zumos sin diluir pero no más de dos vasos al día. Es recomendable diluir los zumos frescos de los niños porque pueden llegar a ser bastante espesos y fuertes de sabor. Además son muy concentrados y pueden ser demasiado potentes para el sistema digestivo infantil, que es todavía inmaduro.

51

Adultos

Los sistemas digestivos de los adultos suelen tolerar bien los zumos, pero muchas personas prefieren tomarlos diluidos. Como regla general es aconsejable no consumir más de 3 vasos de 230 ml al día, a no ser que esté muy acostumbrado a tomar zumos de frutas o vegetales frescos. También conviene variar los zumos para beneficiarse de una amplia gama de nutrientes.

Ingredientes adicionales

Para dar un sabor especial a sus zumos puede añadirles hierbas frescas como cilantro, menta, orégano, mejorana y albahaca, o especias frescas o molidas como jengibre, nuez moscada, canela y regaliz. También puede endulzarlos con miel o agregar germen de trigo (una fuente excelente de vitamina E y el complejo de vitaminas B), yogur natural (excelente para el sistema digestivo) o leche semidesnatada que convierte los zumos en agradables batidos. Para que sus zumos sean más energéticos puede mezclarlos con puré de plátano o aguacate, ambos muy ricos en potasio y otros minerales. Vea el capítulo 8 para más ideas de cómo enriquecer sus zumos.

Recuerde las siguientes reglas generales:

- 🍂 Las personas que no están muy acostumbradas al consumo de zumos frescos no deberían exceder la cantidad de tres vasos de 230 ml al día. Los «veteranos» de los zumos pueden tomar hasta 6 vasos al día porque sus cuerpos están más acostumbrados a los potentes efectos de los zumos.
- 🍂 No mezcle zumos de fruta con zumos de verdura para evitar molestas flatulencias. Los zumos de manzana y zanahoria son la única excepción a esta regla.
- 🍂 Varíe su consumo de zumos durante la semana. No se exceda con los zumos de color verde fuerte como el de espinacas o el de berros. Tampoco conviene tomar demasiados zumos de frutas cítricas. Éstos tienen un

fuerte efecto desintoxicante y no es recomendable consumir más de 1 vaso de 230 ml tres o cuatro veces por semana.

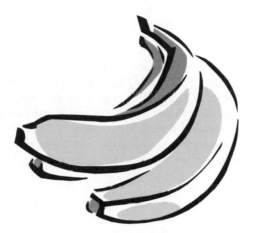

4. Zumos para la belleza

¿Desea tener una piel limpia y sin impurezas, ojos brillantes, cabello sedoso y uñas fuertes y sanas? Pues no es un sueño imposible. Su apariencia exterior no depende sólo de sus genes o el paso del tiempo. Nuestra alimentación puede tener una gran influencia sobre nuestro aspecto. Los alimentos ricos en nutrientes como las vitaminas A, C, E, betacaroteno y los minerales cinc y potasio son la clave para tener un aspecto más atractivo.

Los ojos

Los ojos necesitan cuidados, igual que todas las partes de nuestro cuerpo. Trabajan muy duramente cada día y están expuestos a los efectos de la contaminación, el polvo e incluso fragmentos de maquillaje que caen dentro de ellos. El consumo de alimentos ricos en vitamina beneficiosas para los ojos nos ayuda a mantenerlos en óptimo estado de funcionamiento además de darles más brillo.

Zumos

Cada receta está calculada para aproximadamente un vaso de 230 ml de zumo. Una persona adulta puede tomar hasta tres vasos al día, pero es recomendable variar las combinaciones de los zumos para obtener un beneficio máximo (para niños véase página 143). Puede mezclar los zumos con agua si lo prefiere. Lo mejor es licuar cada fruta y verdura por separado y mezclar los diferentes zumos resultantes con la ayuda de una cuchara.

2 zanahorias grandes
4 tronchos de bróculi
4 tronchos de coliflor
❋

3 tomates
1 manojo de berros
½ pimiento rojo
❋

1 pomelo
1 mango
1 fruta de la pasión
❋

4 mandarinas
1 pera

La salud del cabello

Nuestro cabello es muy importante para nuestro aspecto y merece nuestros esfuerzos para que luzca lo más bello posible. El cabello teñido o con permanente carece muchas veces de brillo y no tiene vida. Pero también el cabello en su estado natural puede tener ese aspecto si le faltan nutrientes esenciales. El tallo visible del cabello se compone de células muertas, pero la raíz está viva y recibe minerales y vitaminas a través de la corriente sanguínea.

Cabello sedoso y brillante

Las vitaminas del complejo B y los minerales hierro, yodo y azufre son esenciales para un cabello saludable y los podemos obtener a través de toda una gama de zumos frescos diferentes.

Zumos

Cada receta está calculada para aproximadamente un vaso de 230 ml de zumo. Una persona adulta puede tomar hasta tres vasos al día, pero es recomendable variar las combinaciones de los zumos para obtener beneficio máximo (para niños véase la página 143). Puede mezclar los zumos con agua si lo prefiere. Lo mejor es licuar cada fruta o verdura por separado y mezclar los diferentes zumos resultantes con la ayuda de una cuchara.

125 g de col verde
2 zanahorias grandes
6 rábanos

125 g de guisantes
3 hojas de col rizada
2 zanahorias grandes
½ chirivía

4 mandarinas
125 g de frambuesas

1 pequeño racimo de uva
2 frutas de la pasión
2 rodajas gruesas de piña

Contra la caspa

La aparición de la caspa tiene dos causas: o las glándulas sebáceas del cuero cabelludo no producen suficiente grasa lubricante (sebum) o, al contrario, producen demasiada cantidad de esta grasa. En el primer caso la piel se escama y el pelo se vuelve seco y quebradizo. En el segundo caso la caspa es de color amarilla y el pelo es graso. Los zumos abundantes en vitaminas del grupo B y betacaroteno pueden ayudarle a mejorar las condiciones de su cuero cabelludo.

Zumos

Cada receta está calculada para aproximadamente un vaso de 230 ml de zumo. Una persona adulta puede tomar hasta tres vasos al día pero es recomendable variar las combinaciones de los zumos para obtener un beneficio máximo (para niños véase la página 143). Puede mezclar los zumos con agua si lo prefiere. Lo mejor es licuar cada fruta o verdura por separado y mezclar los diferentes zumos resultantes con la ayuda de una cuchara.

2 ½ zanahorias grandes
6 hojas de col rizada
⊛
½ lechuga
2 manzanas pequeñas
⊛
1 mango
1 melocotón
1 manzana
⊛
1 racimo pequeño de uvas
2 kiwis

Las uñas

Igual que el cabello, las uñas son células muertas a partir de la cutícula, pero como crecen por debajo de la piel del dedo pueden ser indicadores visibles de una escasez de determinados nutrientes en especial minerales. Las manchas blancas en las uñas pueden revelar falta de cinc y las uñas quebradizas se deben a menudo a una deficiencia de hierro. Los oligoelementos, el azufre, el yodo y la vitamina B_2 (riboflavina) son también muy importantes para tener las uñas fuertes y saludables.

Zumos

Cada receta está calculada para aproximadamente un vaso de 230 ml de zumo. Una persona adulta puede tomar hasta tres vasos al día, pero es recomendable variar las combinaciones de los zumos para obtener un beneficio máximo (en el caso de niños véase la página 143). Puede mezclar los zumos con agua si lo prefiere. Lo mejor es licuar cada fruta o verdura por separado y mezclar los diferentes zumos resultantes con la ayuda de una cuchara.

125 g de germinados de soja
125 g de col blanca
2 zanahorias grandes

¼ de pepino
125 g de coles de Bruselas
3 tomates

125 g de moras
125 g de fresas
1 manzana

1 naranja
3 albaricoques

La piel

La piel es especialmente susceptible a los efectos de una mala digestión o un sobreesfuerzo de los riñones. Si los riñones no logran eliminar los residuos de nuestro consumo diario de alimentos y líquidos, las toxinas salen del cuerpo a través de la piel y causan granos u otras impurezas.

Los zumos de frutas y verduras frescas pueden ayudarnos a desintoxicar el cuerpo y a estimular los riñones (véase el capítulo 7 para un programa de desintoxicación completo). Existe una amplia variedad de zumos para nutrir la piel con las vitaminas y minerales que necesita.

También es posible retrasar la aparición de arrugas consumiendo zumos que contienen los nutrientes antioxidantes: vitamina A, C, E, betacaroteno y el mineral selenio. Estos nutrientes son capaces de eliminar las moléculas inestables llamadas radicales libres, que juegan un papel importante en el proceso del envejecimiento. Pruebe las recetas que encontrará a continuación para resolver diferentes problemas de la piel.

Para una piel hermosa

Para mantener su piel libre de impurezas y tener una complexión saludable necesita zumos con mucha vitamina C, E, betacaroteno y los minerales cinc y potasio junto con zumos que estimulan el sistema digestivo y los riñones como los de remolacha, perejil y espinaca.

Zumos

Cada receta está calculada para aproximadamente un vaso de 230 ml de zumo. Una persona adulta puede tomar hasta tres vasos al día, pero es recomendable variar las combinaciones de los zumos para obtener un beneficio máximo (para niños véase la página 143). Puede mezclar los zumos con agua si lo prefiere. Lo mejor es licuar cada fruta o verdura por separado y mezclar los diferentes zumos resultantes con la ayuda de una cuchara.

¼ de pimiento rojo
¼ de pimiento verde y ⅓ de un pepino grande

¼ de una cabeza de hinojo
50 g de col lombarda
1 ½ de manzana
2 zanahorias grandes
2 tallos de apio

1 naranja grande
150 g de fresa

75 g de arándanos
1 ½ de manzana

Antiarrugas

La existencia de un elixir para la vida y juventud eterna permanece en la esfera de los mitos, pero los científicos han descubierto recientemente que el consumo diario de vitami-

nas y minerales puede combatir el envejecimiento. Especialmente los antioxidantes betacaroteno, las vitaminas C, E y el
mineral selenio retrasan la aparición de las arrugas (véase
la página 14). Estos nutrientes son también importantes
para la formación del colágeno, una sustancia vital para
mantener nuestra piel elástica y flexible.

Zumos

Cada receta está calculada para aproximadamente un vaso
de 230 ml de zumo. Una persona adulta puede tomar hasta
tres vasos al día, pero es recomendable variar las combinaciones de los zumos para obtener un beneficio máximo
(para niños véase la página 143). Puede mezclar los zumos
con agua si lo prefiere. Lo mejor es licuar cada fruta o verdura por separado y mezclar los diferentes zumos resultantes con la ayuda de una cuchara.

> 3 zanahorias grandes
> 50 g de perejil

> 125 g de col rizada
> 1 manzana
> 1 ½ de zanahoria grande

> 1 pomelo de tamaño mediano
> 1 naranja pequeña

> 1 melocotón
> 150 g de frambuesas
> 3 guayabas

Acné

El acné es una condición irritante que nos hace sentir feos,
tanto si aparece durante los años de la adolescencia o en la
vida adulta. El acné puede ser hereditario o puede tener su
causa en un desequilibrio hormonal. El acné provoca una

sobreproducción de grasa en las glándulas sebáceas que quedan infectadas por bacterias. Se manifiesta sobre todo en la espalda, los hombros, el pecho, el cuello y la cara. Las personas que sufren de acné pueden mejorar su condición con zumos ricos en los nutrientes betacaroteno y cinc.

Zumos

Cada receta está calculada para aproximadamente una vaso de 230 ml de zumo. Una persona adulta puede tomar hasta tres vasos al día, pero es recomendable variar las combinaciones de los zumos para obtener un beneficio máximo (para niños véase la página 143). Puede mezclar los zumos con agua si lo prefiere. Lo mejor es licuar cada fruta o verdura por separado y mezclar los diferentes zumos resultantes con la ayuda de una cuchara.

2 ½ de zanahorias grandes
125 g de berros

3 tomates
8 tronchos pequeños de brócoli

1 manzana
1 mango
150 g de frambuesas

3 albaricoques
175 g de cerezas
1 nectarina

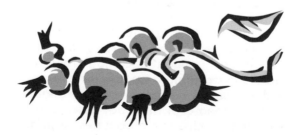

5. Zumos para la salud

Los zumos frescos no son una cura instantánea para las numerosas dolencias comunes que nos pueden afectar en un momento u otro de nuestra vida. Sin embargo, nos pueden aportar gran abundancia de nutrientes que nos ayudan a recobrar nuestra fuerza y acelerar el proceso de curación. El poder desintoxicante de los zumos nos ayuda también a expulsar toxinas de nuestro cuerpo. Por ejemplo, los zumos de vegetales de hojas verdes son especialmente ricos en clorofila, una sustancia de propiedades antisépticas que además puede crear glóbulos rojos de la sangre. En aquellos momentos en los que no nos sentimos con ganas para comer, un vaso de zumo fresco, con todos sus beneficios para la salud, puede ser precisamente lo que más necesitamos.

Respirar con facilidad

Es un hecho hartamente comprobado que la mayoría de nosotros sufrimos cada año alguna enfermedad leve de las vías respiratorias. Puede que se trate de un resfriado, una tos, una garganta irritada, la gripe o una bronquitis. Cualquiera de estas dolencias nos hace sentir abatidos y sin fuerza durante al menos un par de días. Los virus que nos causan una inflamación de la garganta, una nariz dolorida y agrietada, la fiebre, el cansancio o la pérdida de apetito están en todas partes y podemos contagiarnos con facilidad en un metro lleno de gente o en la oficina.

Estas enfermedades debilitantes no se manifiestan tan sólo durante el otoño o el invierno, aunque son más frecuentes en estas épocas. Las afecciones respiratorias ocurren también durante la primavera o el verano y sobre todo durante las semanas de cambio entre una estación y otra, cuando nuestro cuerpo se tiene que adaptar al calor, al frío o a condiciones climáticas más secas o más húmedas.

Los zumos pueden suavizar una garganta irritada, calmar la tos y elevar nuestro nivel de energía. También pueden aliviar el dolor de garganta en el caso de condiciones más persistentes o semipersistentes como el asma, la fiebre de heno y rinitis alérgica.

Resfriados y dolor de garganta

Existen alrededor de 200 virus causantes del resfriado común que afecta las membranas mucosas de la nariz y la garganta. Esto virus se encuentran entre los más esquivos que la ciencia ha conocido jamás y, aun después de cuarenta años de intensas investigaciones llevadas a cabo por los mejores científicos del mundo, no se ha descubierto una cura o una vacuna para estos síntomas tan conocidos como son el estornudo, la garganta irritada, la tos, los ojos lagrimosos y el dolor de cabeza.

El virus que causa el resfriado se contagia de una persona a otra con facilidad sobre todo en lugares donde hay mucha gente. Una vez que el virus ha entrado en un cuerpo, incuba durante un día antes de manifestar los síntomas típicos del resfriado.

La vitamina C, con su capacidad de incrementar nuestra resistencia a las infecciones, es el nutriente que más necesitamos cuando sufrimos un resfriado. Los cítricos son una fuente excelente de esta vitamina. Estas frutas tienen además propiedades astringentes que tensan las membranas mucosas facilitando así la respiración. Otros nutrientes útiles son el betacaroteno, que protege y tonifica dichas membranas, la vitamina E, que apoya la función del betacaroteno, y el cinc, que acelera el proceso de recuperación. También es muy beneficioso el zumo de ajo por sus grandes propiedades antivíricas (es un zumo de sabor muy fuerte y se emplea tan solo una pequeña cantidad mezclada con otros zumos vegetales).

Zumos

Cada receta está calculada para aproximadamente un vaso de 230 ml de zumo. Una persona adulta puede tomar hasta tres vasos al día, pero es recomendable variar las combinaciones de los zumos para obtener un beneficio máximo (para niños véase la página 143). Puede mezclar los zumos con agua si lo prefiere. Es recomendable licuar cada fruta o verdura por separado y mezclar los diferentes zumos resultantes con la ayuda de una cuchara.

2 zanahorias grandes
50 g de perejil
2 dientes de ajo

1 manojo de berros
¼ de pepino
125 g de col blanca
2 dientes de ajo

2 kiwis
½ mango
1 manzana de tamaño mediano

1 pomelo
1 naranja
125 g de fresas

Tos y bronquitis

La tos puede variar desde una fuerte irritación del fondo de la garganta hasta una completa infección de las vías respiratorias. En el último caso suele estar acompañado por abundante flema y ser síntoma de un resfriado agudo o incluso una bronquitis. La tos es generalmente el resultado de una inflamación de las membranas mucosas de la garganta o de los bronquios (pequeños tubos que se encuentran dentro del pulmón).

Si sufre de tos los zumos frescos le aliviarán sobre todo por su gran poder calmante. Un vaso de un espeso zumo casero lubrifica las membranas mucosas de la garganta. Los cítricos tienen una propiedad astringente especial que actúa sobre las membranas mucosas facilitando la respiración. Los zumos ricos en betacaroteno ayudan a proteger estas membranas y la vitamina C es también muy beneficiosa cuando sufrimos un resfriado con tos.

El zumo de la cebolla es un antiguo remedio naturópata para los catarros. Tiene un sabor muy fuerte, pero vale la pena probarlo mezclado con otros zumos. A continuación encontrará una receta que combina zumos de zanahoria, cebolla y brócoli.

Zumos

Cada receta está calculada para aproximadamente un vaso de 230 ml de zumo. Una persona adulta puede tomar hasta tres vasos al día, pero es recomendable variar las combinaciones de los zumos para obtener un beneficio máximo (para niños véase la página 143). Puede mezclar los zumos con agua si lo prefiere. Es recomendable licuar cada fruta o verdura por separado y mezclar los diferentes zumos resultantes con la ayuda de una cuchara.

2 zanahorias grandes
½ cebolla de tamaño mediano
4 tronchos de brócoli

½ pimiento verde
125 g de col lombarda
3 tomates

½ piña de tamaño mediano
½ mango
3 ciruelas

4 mandarinas
½ limón
1 cucharadita de miel

La gripe

Aunque pueda sufrir una gripe en verano, es una afección mucho más común en invierno cuando el peligro de contagio está por todas partes. Igual que en el caso de los resfriados, existen muchos virus distintos que causan la gripe. Por esta razón es posible que nos contagiemos una y otra vez ya que nuestro cuerpo no puede desarrollar inmunidad contra estos virus siempre cambiantes.

Los síntomas de la gripe incluyen garganta irritada, tos, mucosidades, dolores y molestias, fiebre, cansancio y pérdida de apetito. Los zumos frescos calman el dolor de garganta y al mismo tiempo cubren nuestras necesidades de las vitaminas esenciales y betacaroteno. Cuando sufre una gripe y no tiene ganas de comer es más recomendable consumir zumos diluidos con agua porque el alto contenido de azúcares de las frutas y de algunos vegetales puede provocarle un ligero mareo si los consume con el estómago vacío.

Zumos

Cada receta está calculada para aproximadamente un vaso de 230 ml de zumo. Una persona adulta puede tomar hasta tres vasos al día, pero es recomendable variar las combinaciones de los zumos para obtener un beneficio máximo (para niños véase la página 143). Puede mezclar los zumos con agua si lo prefiere. Es recomendable licuar cada fruta o verdura por separado y mezclar los diferentes zumos resultantes con la ayuda de una cuchara.

2 zanahorias grandes
½ puerro
50 g de perejil

50 g de coles de Bruselas
2 tomates
¼ de pepino

4 mandarinas
1 papaya

1 racimo pequeño de uvas
2 kiwis
1 manzana

Asma, fiebre de heno y rinitis alérgica

Todas estas afecciones tienen causas muy variadas. El asma puede producirse a causa de un agotamiento, la ansiedad, el humo, el frío o alguna otra circunstancia externa. La fiebre de heno es causada por el polen de árboles, hierbas y flores y la causa de la rinitis alérgica puede ser cualquier cosa, desde el polvo y los productos químicos hasta los pelos de gato. Los zumos ayudan a calmar la tos e incrementan las reservas de vitamina C, betacaroteno, las vitaminas del complejo B y del mineral cinc, todos ellos nutrientes importantes para mejorar el funcionamiento del sistema inmunológico. Como el estrés también puede causar o empeorar cualquiera de estas condiciones, resultan muy beneficiosas las vitaminas del complejo B por su gran poder calmante.

Zumos

Cada receta está calculada para aproximadamente un vaso de 230 ml de zumo. Una persona adulta puede tomar hasta tres vasos al día, pero es recomendable variar las combinaciones de los zumos para obtener un beneficio máximo (para niños véase la página 143). Puede mezclar los zumos con agua si lo prefiere. Es recomendable licuar cada fruta o verdura por separado y mezclar los diferentes zumos resultantes con la ayuda de una cuchara.

¼ de lechuga
2 tomates
2 zanahorias grandes

8 tronchos de bróculi
3 tallos de apio

125 g de moras

125 g de fresas
1 naranja

Quemaduras y escaldaduras

Las quemaduras leves cuentan entre los accidentes domésticos más comunes. Lo mejor en este caso es pasar agua fría del grifo por la parte afectada inmediatamente después de quemarse. Esto ayuda a enfriar la piel y limita la zona afectada por la quemadura. El consumo de zumos ricos en vitaminas C y E le ayudará a acelerar el proceso de recuperación.

Zumos

Cada receta está calculada para aproximadamente un vaso de 230 ml de zumo. Una persona adulta puede tomar hasta tres vasos al día pero es recomendable variar las combinaciones de los zumos para obtener un beneficio máximo (para niños véase la página 143). Puede mezclar los zumos con agua si lo prefiere. Es recomendable licuar cada fruta o verdura por separado y mezclar los diferentes zumos resultantes con la ayuda de una cuchara.

125 g de grosella negra
125 g de moras
1 melocotón

1 pomelo
1 kiwi
½ lima

¼ de boniato de tamaño mediano
4 tomates
¼ de lechuga

1 manzana
50 g de perejil
¼ de un pepino grande

Calambres

Los calambres son espasmos musculares involuntarios que se producen normalmente en las pantorrillas o los pies. A veces pueden ser ocasionados por una falta de sales en el cuerpo o una mala circulación. Sin embargo, la causa más frecuente suele ser el uso continuado de ciertos músculos como ocurre durante una sesión prolongada de ejercicios o cuando se mantiene la misma postura durante mucho rato. Los nutrientes indicados, si sufre de calambres, son el sodio (si come pocos alimentos comerciales o si suda mucho) y el mineral magnesio.

Pérdida de sodio

Zumos

Cada receta está calculada para aproximadamente un vaso de 230 ml de zumo. Una persona adulta puede tomar hasta tres vasos al día pero es recomendable variar las combinaciones de los zumos para obtener un beneficio máximo (para niños véase la página 143). Puede mezclar los zumos con agua si lo prefiere. Es recomendable licuar cada fruta o verdura por separado y mezclar los diferentes zumos resultantes con la ayuda de una cuchara.

3 tallos de apio
¼ de pepino

¼ de un apio nabiforme
2 zanahorias grandes

150 g de cerezas
1 manzana

1 melón de tamaño mediano

Falta de magnesio

Zumos

Cada receta está calculada para aproximadamente un vaso de 230 ml de zumo. Una persona adulta puede tomar hasta tres vasos al día pero es recomendable variar las combinaciones de los zumos para obtener un beneficio máximo (para niños véase la página 143). Puede mezclar los zumos con agua si lo prefiere. Es recomendable licuar cada fruta o verdura por separado y mezclar los diferentes zumos resultantes con la ayuda de una cuchara.

2 frutas de la pasión
225 g de uva

225 g de fresas
2 guayabas

125 g de tirabeques
½ chirivía
2 zanahorias grandes

¼ de remolacha
½ apio nabiforme
¼ de un pepino grande

Digestión

La indigestión, el estreñimiento y el mal aliento se cuentan entre las afficciones más comunes y frecuentes. Este hecho no debería sorprendernos si consideramos el duro trabajo que realiza nuestro sistema digestivo durante todo el día a causa de nuestra prácticamente continua ingestión de alimentos sólidos y líquidos. Muchas veces comemos muy tarde, demasiada cantidad o con excesiva rapidez. Nuestras comidas son demasiado picantes, excesivamente grasas y contienen poca fibra y además bebemos refrescos gaseosos y café. Naturalmente, ninguna de estas prácticas ayuda a nuestro sistema digestivo a funcionar óptimamente.

Aparte de incorporar más alimentos integrales, frutas y vegetales ricos en fibra en nuestra dieta, los zumos frescos también nos pueden ayudar a mantener nuestros órganos digestivos en buena salud y bien tonificados. También hay que tener en cuenta que cuanto mejor funcione nuestra digestión más nutrientes serán absorbidos por nuestro organismo.

Los zumos que benefician a esta parte de nuestro cuerpo son los que son ricos en las vitaminas del complejo B, vitamina C, betacaroteno y el mineral cloro.

Mal aliento

El mal aliento puede tener varias causas que incluyen la indigestión, el estreñimiento, la enfermedad, falta de alimento, deterioro de los dientes, enfermedad de las encías y exceso de comidas ricas y picantes. Aparte de comer alimentos integrales ricos en fibra para ayudar al proceso digestivo existen algunos zumos capaces de refrescar el aliento como el de perejil y zanahoria cuya receta encontrará a continuación.

Zumos

Cada receta está calculada para aproximadamente un vaso de 230 ml de zumo. Una persona adulta puede tomar hasta tres vasos al día pero es recomendable variar las combinaciones de los zumos para obtener un beneficio máximo (para niños véase la página 143). Puede mezclar los zumos con agua si lo prefiere. Es recomendable licuar cada fruta o verdura por separado y mezclar los diferentes zumos resultantes con la ayuda de una cuchara.

115 g de perejil
3 zanahorias grandes

1 manzana

2 tallos de apio
50 g de perejil

Indigestión

La indigestión es una condición muy común y fácil de aliviar. Sus causas son sencillas, como por ejemplo comer demasiado o con demasiada rapidez, consumir alimentos pesados, fumar en exceso o sufrir de ansiedad. Algunos zumos son unos digestivos excelentes.

El zumo de la piña contiene bromelaína, una enzima que ayuda a restablecer el equilibrio ácido/alcalino en nuestro organismo. El zumo de la papaya contiene papaína, una enzima capaz de descomponer proteínas y facilitar así la digestión de los alimentos. También el zumo de ajo es muy beneficioso para los intestinos.

Zumos

Cada una de las recetas que se describe a continuación está calculada para aproximadamente un vaso de 230 ml de zumo. Una persona adulta puede tomar hasta tres vasos al día, pero es recomendable variar las combinaciones de los zumos para obtener un beneficio máximo (para niños véase la página 143). Puede mezclar los zumos con agua si lo prefiere. Es recomendable licuar cada fruta o verdura por separado y mezclar los diferentes zumos resultantes con la ayuda de una cuchara.

½ papaya
115 ml de agua sin gas

½ papaya
½ melocotón
50 ml de agua sin gas

2 rodajas gruesas de piña
1 mango

3 tomates
1 diente de ajo
1 tallo de apio
⊛

3 zanahorias grandes
1 diente de ajo

Estreñimiento

La causa del estreñimiento suele ser una dieta baja en fibra como el resultado del consumo de muchos alimentos refinados. Puede causar dolor de cabeza, cansancio, mal aliento e impurezas de la piel. Aunque algunas personas pueden pasar varios días sin evacuar el vientre, es recomendable hacerlo al menos una vez al día para evitar la acumulación de toxinas. Una persona con los intestinos en perfecto estado de funcionamiento necesita de 8 a 12 horas para digerir una comida completamente, absorber los nutrientes y eliminar los residuos.

Los alimentos ricos en fibra como las frutas y verduras crudas, pan y cereales integrales son muy útiles para conseguir una buena regularidad en la evacuación, pero también los zumos pueden contribuir a ello, aunque no contengan mucha fibra. Todos los zumos frescos tienen un fuerte efecto desintoxicante sobre los intestinos y son laxantes. Los zumos de color verde oscuro, como el de la col rizada, la espinaca y los berros resultan particularmente beneficiosos por su alto contenido en minerales y las vitaminas del complejo B. También son útiles los zumos de pera, papaya, uva o sandía por su efecto desintoxicante.

Zumos

Cada receta está calculada para aproximadamente un vaso de 230 ml de zumo. Una persona adulta puede tomar hasta tres vasos al día, pero es recomendable variar las combinaciones de los zumos para obtener un beneficio máximo (para niños véase la página 143). Puede mezclar los zumos con agua si lo prefiere. Es recomendable licuar cada fruta o verdura por separado y mezclar los diferentes zumos resultantes con la ayuda de una cuchara.

6 hojas grandes de espinaca
4 tomates
1 trozo de pepino

2 zanahorias grandes
1 manojo de berros
½ manzana

1 pera
150 g de uvas

½ sandía
115 ml de agua sin gas

Diarrea

La diarrea puede tener muchas causas diferentes que abarcan los alimentos en mal estado, el estrés y diversos virus. Puede ir acompañada de retortijones del estómago. Cualquier persona con diarrea debería beber muchos líquidos, incluidos algunos zumos frescos suaves, diluidos con agua. Los zumos que ayudan a calmar el sistema digestivo son los de manzana, zanahoria o piña y se obtienen los mejores resultados tomando cada uno de estos zumos sin mezclar y diluido con agua.

Zumos

Cada receta está calculada para aproximadamente un vaso de 230 ml de zumo. Una persona adulta puede tomar hasta tres vasos al día, pero es recomendable variar las combinaciones de los zumos para obtener un beneficio máximo (para niños véase la página 143). Puede mezclar los zumos con agua si lo prefiere. Es recomendable licuar cada fruta o verdura por separado y mezclar los diferentes zumos resultantes con la ayuda de una cuchara.

1 manzana
115 ml de agua sin gas

2 zanahorias grandes
115 ml de agua sin gas

Colon irritable

El síntoma clásico de esta dolencia, que puede producirse tanto por el estrés como por otras causas, es diarrea seguida por estreñimiento. Los zumos suaves, pero nutritivos que contienen vitamina B y vitamina C, pueden ayudarle a calmar el estómago y proporcionarle algo de alivio. Es mejor no sobrecargar el estómago con combinaciones de zumos y además es recomendable diluir los zumos con agua antes de su consumo

Zumos

Cada receta está calculada para aproximadamente un vaso de 230 ml de zumo. Una persona adulta puede tomar hasta tres vasos al día, pero es recomendable variar las combinaciones de los zumos para obtener un beneficio máximo (para niños véase la página 143). Puede mezclar los zumos con agua si lo prefiere. Es recomendable licuar cada fruta o verdura por separado y mezclar los diferentes zumos resultantes con la ayuda de una cuchara.

1 manzana
115 ml de agua sin gas

1 pera
115 ml de agua sin gas

1 ½ zanahoria
115 ml de agua sin gas

Náuseas y vómitos

Las causas de las náuseas y los vómitos son muy variadas. Pueden ser provocados por un virus contagioso, alimentos en mal estado, consumo excesivo de alcohol, comidas demasiado grasas o, naturalmente, puede tratarse las típicas náuseas del embarazo o los mareos que algunas personas sufren durante un viaje en coche, avión, barco, etc. Los zumos suaves con alto contenido de vitamina C y el grupo de vitaminas del complejo B son muy buenos para superar esa sensación de náuseas. El zumo de hinojo, con su característico sabor anisado, es muy recomendable para calmar un estómago revuelto. Para un efecto aún mayor, puede probar de añadir a este zumo una cucharadita de jengibre rallado a ser posible fresco.

Zumos

Cada receta está calculada para aproximadamente un vaso de 230 ml de zumo. Una persona adulta puede tomar hasta tres vasos al día, pero es recomendable variar las combinaciones de los zumos para obtener un beneficio máximo (para niños véase la página 143). Puede mezclar los zumos con agua si lo prefiere. Es recomendable licuar cada fruta o verdura por separado y mezclar los diferentes zumos resultantes con la ayuda de una cuchara.

> 1 pomelo
> jengibre recién rallado
> 115 ml de agua sin gas
> ½ melón
> jengibre recién rallado
> 115 ml de agua sin gas
>
> 1 naranja
> jengibre recién rallado
> 115 ml de agua sin gas
>
> 1 cabeza de hinojo

jengibre recién rallado
115 ml de agua sin gas

Exceso de peso

Aparte de la cuestión simplemente estética, existen también poderosas razones de salud que aconsejan evitar el exceso de peso que dificulta el trabajo del corazón y los pulmones, desgasta las articulaciones e incrementa el riesgo de sufrir enfermedades cardiovasculares hipertensión, várices, diabetes y hernias.

Consumir frutas y verduras frescas, cereales integrales, legumbres, pescado y carne magra, en vez de productos procesados o alimentos con alto contenido de grasas no saturadas, puede ayudarle a perder los kilos que le sobran. Naturalmente, los zumos frescos bajos en calorías son muy útiles para este propósito, a la vez de poder servir como un sustituto excelente de esas comidas entre horas.

Zumos

Cada receta está calculada para aproximadamente un vaso de 230 ml de zumo. Una persona adulta puede tomar hasta tres vasos al día, pero es recomendable variar las combinaciones de los zumos para obtener un beneficio máximo (para niños véase la página 143). Puede mezclar los zumos con agua si lo prefiere. Es recomendable licuar cada fruta o verdura por separado y mezclar los diferentes zumos resultantes con la ayuda de una cuchara.

125 g de grosella espinosa
1 melocotón
1 fruta de la pasión

3 albaricoques
125 g de moras
1 nectarina

2 zanahorias grandes
4 tronchos de brócoli
125 g de germinados de alfalfa

3 tallos de apio
2 tomates
1 manojo de berros

Alivio de dolores y molestias

Aunque las afecciones como el reumatismo y la artritis pueden a veces producir dolores repentinos y muy intensos, es más frecuente que se manifiesten como una molestia constante. Lo mismo suele ocurrir con los cálculos biliares, dolores de cabeza y migrañas. Naturalmente, los zumos no son una cura para todas estas afecciones, pero pueden aliviar los síntomas considerablemente.

Artritis y reumatismo

Existen dos tipos de artritis: la artritis reumática y la osteoartritis. En la artritis reumática las muñecas, los nudillos, las rodillas y los pies suelen ser las partes más inflamadas del cuerpo. En el caso de la osteoartritis, en cambio, suelen verse afectados a menudo los cartílagos que se encuentran alrededor de las articulaciones que soportan peso, como por ejemplo las caderas. Estos cartílagos se inflaman causando dolor y rigidez. Por ello la artritis se produce frecuentemente en las zonas de nuestro cuerpo que están más sujetas al desgaste. Cuando hablamos de reumatismo nos referimos generalmente a uno de estos dos tipos de artritis o también a este tipo de dolor tan común que algunas personas experimentan en épocas de tiempo húmedo o frío.

El zumo de apio con su alto contenido de sodio y potasio es el zumo vegetal más recomendado por los naturópatas como remedio natural contra ambas formas de artritis y los dolores reumáticos. También resulta útil el zumo de piña por su alto contenido de bromelaína, una enzima con propiedades antiinflamatorias.

Zumos

Cada receta está calculada para aproximadamente un vaso de 230 ml de zumo. Una persona adulta puede tomar hasta tres vasos al día pero es recomendable variar las combinaciones de los zumos para obtener un beneficio máximo (para niños véase la página 143). Puede mezclar los zumos con agua si lo prefiere. Es recomendable licuar cada fruta o verdura por separado y mezclar los diferentes zumos resultantes con la ayuda de una cuchara.

3 tallos de apio
¼ de pepino

3 tallos de apio
1 zanahoria

2 tallos de apio
1 manzana

½ piña de tamaño mediano
1 mango

Dolores de cabeza y migrañas

La tensión, determinadas condiciones climáticas, el aire acondicionado, la contaminación por los gases de emisión de los vehículos, alergias a ciertos alimentos, diversas enfermedades y la fatiga ocular pueden causar dolor de cabeza o incluso migrañas. Podrá sentir fuertes dolores punzantes o un dolor general en toda la cabeza que puede radiar hasta la nuca. El zumo de apio ayuda a aliviar estos dolores porque contiene grandes cantidades de sodio y potasio. También son recomendables los zumos ricos en las vitaminas del complejo B.

Zumos

Cada receta está calculada para aproximadamente un vaso de 230 ml de zumo. Una persona adulta puede tomar hasta tres vasos al día, pero es recomendable variar las combinaciones de los zumos para obtener un beneficio máximo (para niños véase la página 143). Puede mezclar los zumos con agua si lo prefiere. Es recomendable licuar cada fruta o verdura por separado y mezclar los diferentes zumos resultantes con la ayuda de una cuchara.

¼ de nabo
½ pimiento rojo
2 zanahorias grandes

50 g de boniato
½ puerro
3 tallos de apio

3 mandarinas
2 guayabas

3 albaricoques
175 g de cerezas

Protección contra las enfermedades degenerativas

Las investigaciones llevadas a cabo durante los último años sugieren que una dieta con alto contenido de frutas y verduras puede contribuir a disminuir el riesgo de desarrollar enfermedades degenerativas como las afecciones cardiovasculares y algunos tipos de cáncer. Teniendo en cuenta estas investigaciones, la Organización Mundial de la Salud aconseja el consumo de un mínimo de 400 g de frutas y verduras frescas al día para mantener nuestra salud.

Muchas instituciones dedicadas a la prevención del cáncer en todas partes del mundo recomiendan incrementar el consumo de frutas y verduras con alto contenido de betacaroteno. Existen muchas evidencias que sugieren que esta sustancia actúa como antioxidante y por ello puede tener un importante efecto protector evitando el desarrollo de ciertos tipos de cáncer como por ejemplo el de pulmón y el de estómago. Se encuentran grandes cantidades de betacaroteno en las frutas y verduras de color naranja y las verduras de hojas de color verde oscuro. También se está investigando actualmente el posible papel de otros nutrientes antioxidantes como las vitaminas A, C y E el mineral selenio en la prevención del cáncer. (Véase el capítulo 1 para información más detallada sobre este tema.)

Los zumos cuya receta encontrará a continuación tienen betacaroteno, las vitaminas C, E y el mineral selenio y pueden tomarse regularmente, pero no olvide comer también frutas y verduras frescas enteras. Vea también el capítulo 8, donde encontrará más recetas para una alimentación saludable.

Zumos

Cada receta está calculada para aproximadamente un vaso de 230 ml de zumo. Una persona adulta puede tomar hasta tres vasos al día, pero es recomendable variar las combinaciones de los zumos para obtener un beneficio máximo (para niños véase la página 143). Puede mezclar los zumos con agua si lo prefiere. Es recomendable licuar cada fruta o verdura por separado y mezclar los diferentes zumos resultantes con la ayuda de una cuchara.

2 zanahorias grandes
1 mango

1 melón cantaloupe de tamaño mediano

3 zanahorias grandes
6 hojas grandes de espinaca

1 nectarina
1 melocotón

½ boniato
2 tomates
2 zanahorias grandes
✳

1 manojo de berros
2 zanahorias grandes
¼ de pimiento rojo
✳

2 zanahorias grandes
8 tronchos pequeños de brócoli
1 trozo de pepino

La salud de la mujer

En la actualidad, las mujeres necesitan cuidar su salud más que nunca. Conforme han ido incrementando las presiones de la vida en general, también ha aumentado enormemente el estrés y las tensiones que tienen que soportar las mujeres. Muchas de ellas trabajan a jornada completa además de cuidar de una familia, y eso significa cocinar, limpiar, planificar y ser al mismo tiempo amiga, madre y esposa.

Como el énfasis de la sanidad se inclina cada vez más hacia la prevención en vez de la curación, las mujeres pueden usar muchos métodos naturales para aliviar afecciones molestas que no revisten gravedad médica.

Anemia

La anemia, a excepción de la variedad perniciosa de esta enfermedad, es un problema común entre mujeres que no absorben suficiente hierro y ácido fólico a través de su dieta. La falta de estos nutrientes afecta la producción de los glóbulos rojos de la sangre (hemoglobina). También las mujeres con periodos menstruales muy abundantes pueden sufrir de anemia por la excesiva pérdida de glóbulos rojos.

Los síntomas de la anemia incluyen un aspecto pálido, el interior de la boca de color blanco y la lengua dolorida. A menudo estos síntomas van acompañados por una sensación de cansancio y falta de energía. Los zumos cuya receta encontrará a continuación son especialmente ricos en hierro y ácido fólico, pero si sufre realmente de anemia, le será imprescindible incrementar también su consumo de pescado, carne roja, hígado y frutos secos.

Zumos

Cada receta está calculada para aproximadamente un vaso de 230 ml de zumo. Una persona adulta puede tomar hasta tres vasos al día, pero es recomendable variar las combinaciones de los zumos para obtener un beneficio máximo (para niños véase la página 143). Puede mezclar los zumos con agua si lo prefiere. Es recomendable licuar cada fruta o verdura por separado y mezclar los diferentes zumos resultantes con la ayuda de una cuchara.

125 g de col lombarda
2 zanahorias grandes
50 g de perejil

¼ de remolacha
50 g de col rizada
2 ½ zanahorias grandes

½ piña de tamaño mediano
2 frutas de la pasión
1 mandarina

175 g de fresas
50 g de moras
1 manzana

Cistitis

La cistitis es una inflamación de la vejiga originada normalmente por bacterias del ano que llegan hasta la uretra. Es una afección que causa dolor e incomodidad. Además parece ser recurrente. Los síntomas suelen ser una necesidad urgente de orinar produciendo tan sólo una pequeña cantidad de orina, un doloroso escozor al orinar, dolores en el abdomen, nalgas y espalda y orina con sangre o de color rosado.

La mejor manera de eliminar las bacterias que causan la enfermedad de la vejiga es beber mucho agua mezclada con una cucharadita de bicarbonato. Los zumos de frutas y verduras diluidos con agua son también excelentes para eliminar estas bacterias y crear un ambiente más alcalino dentro del aparato digestivo y la vejiga. El zumo de los arándanos agrios y la mayoría de zumos de otras variedades de bayas son muy eficaces porque inhiben la adherencia de las bacterias a las membranas mucosas de la vejiga. El zumo de ajo es un antiséptico natural que ayuda a desintoxicar la zona afectada.

Zumos

Cada receta está calculada para aproximadamente un vaso de 230 ml de zumo. Una persona adulta puede tomar hasta tres vasos al día, pero es recomendable variar las combinaciones de los zumos para obtener un beneficio máximo (para niños véase la página 143). Puede mezclar los zumos con agua si lo prefiere. Es recomendable licuar cada fruta o verdura por separado y mezclar los diferentes zumos resultantes con la ayuda de una cuchara.

150 g de arándanos agrios
170 ml de agua sin gas

1 manzana
1 pera
80 ml de agua sin gas

¼ de pepino
2 zanahorias grandes
50 g de perejil
2 dientes de ajo

125 de germinados de alfalfa

84

4 tomates
¼ de pimiento verde

Síndrome premenstrual

Este síndrome recurre con cada ciclo mensual e incluye síntomas físicos, mentales y emocionales. Es un problema común
que afecta a muchas mujeres. Suele manifestarse entre dos y
diez días antes de la menstruación. La mujer que sufre este
síndrome puede experimentar desequilibrios emocionales,
depresión, retención de líquidos, antojos, impurezas de la piel
y calambres abdominales. Se supone que la causa de estos
síntomas es un desequilibrio entre las hormonas femeninas
progesterona y estrógeno. Las vitaminas del complejo B y algunas raciones extras de los minerales magnesio, potasio,
cinc, hierro y calcio pueden ayudar a aliviar estos síntomas.

Zumos

Cada receta está calculada para aproximadamente un vaso
de 230 ml de zumo. Una persona adulta puede tomar hasta
tres vasos al día, pero es recomendable variar las combinaciones de los zumos para obtener un beneficio máximo
(para niños véase la página 143). Puede mezclar los zumos
con agua si lo prefiere. Es recomendable licuar cada fruta o
verdura por separado y mezclar los diferentes zumos resultantes con la ayuda de una cuchara.

125 g de col rizada
2 zanahorias grandes
¼ de pimiento rojo

½ puerro
¼ de boniato
1 manzana

½ piña
125 g de frambuesas

2 kiwis
2 guayabas
1 pera

Embarazo

Es un mito pensar que las mujeres embarazadas deben consumir el doble de su comida habitual, pero en beneficio de la salud de la futura madre y su bebe es muy aconsejable asegurarse que la dieta sea nutricionalmente rica y variada. Aparte de comer buenas cantidades de alimentos integrales, la mujer embarazada puede aumentar su ración de vitaminas y minerales esenciales a través del consumo de una variedad de zumos de frutas y verduras frescas. Para la mujer embarazada es recomendable diluir los zumos para evitar que sean demasiado concentrados.

Zumos

Cada receta está calculada para aproximadamente un vaso de 230 ml de zumo. Una persona adulta puede tomar hasta tres vasos al día, pero es recomendable variar las combinaciones de los zumos para obtener un beneficio máximo (para niños véase la página 143). Puede mezclar los zumos con agua si lo prefiere. Es recomendable licuar cada fruta o verdura por separado y mezclar los diferentes zumos resultantes con la ayuda de una cuchara.

2 zanahorias grandes
1 manzana

½ piña de tamaño mediano
1 mango

2 zanahorias grandes
125 g de coliflor
1 tomate

4 hojas de col rizada
2 tallos de apio
2 tomates

Menopausia

Las mujeres que pasan por la menopausia experimentan cambios físicos porque su capacidad para concebir hijos está llegando a su fin. Con ello los niveles de las hormonas estrógeno y progesterona bajan significativamente y la menstruación cesa gradualmente.

Los bajos niveles hormonales pueden llegar a producir la osteoporosis, que se manifiesta como menor densidad de los huesos. Éstos se vuelven más frágiles cuando el cuerpo produce menos cantidad de esta hormona. Para compensar el efecto de la falta de estrógeno la mujer menopáusica necesita consumir mayores cantidades de calcio y magnesio. Los zumos frescos son una buena fuente para estos minerales como también lo son otros alimentos como la leche, el queso, el pescado y los frutos secos.

Zumos

Cada receta está calculada para aproximadamente un vaso de 230 ml de zumo. Una persona adulta puede tomar hasta tres vasos al día, pero es recomendable variar las combinaciones de los zumos para obtener un beneficio máximo (para niños véase la página 143). Puede mezclar los zumos con agua si lo prefiere. Es recomendable licuar cada fruta o verdura por separado y mezclar los diferentes zumos resultantes con la ayuda de una cuchara.

2 kiwis
1 manzana
2 guayabas

175 g de fresas
1 pomelo

3 zanahorias grandes
6 hojas de col rizada

¼ de nabo
3 tomates y 1 tallo de apio

Retención de líquidos

La retención de líquidos se produce muchas veces en los días antes de la menstruación como resultado de los cambios en el equilibrio hormonal en el cuerpo de la mujer. Existen varios zumos que actúan como diuréticos (sustancias que ayudan a eliminar excesos de líquidos a través de la orina). Los mejores zumos para conseguir este efecto son los de apio, pepino, arándano, fresas y sandías, ya que todos ellos contienen cantidades moderadamente altas de minerales como el potasio y el sodio.

Zumos

Cada receta está calculada para aproximadamente un vaso de 230 ml de zumo. Una persona adulta puede tomar hasta tres vasos al día, pero es recomendable variar las combinaciones de los zumos para obtener un beneficio máximo. Puede mezclar los zumos con agua si lo prefiere. Es recomendable licuar cada fruta o verdura por separado y mezclar los diferentes zumos resultantes con la ayuda de una cuchara.

2 zanahorias grandes
3 tallos de apio

¼ de pepino y ¼ de chirivía
50 g de perejil

1 ½ manzana
150 g de arándanos

1 sandía pequeña

175 g de fresas
2 rodajas gruesas de piña

Curación de heridas

Una herida puede ser externa, como en el caso de un corte
o de una abrasión, o se puede tratar de una herida interna
causada por una intervención quirúrgica, un desgarrón y
otro tipo de lesión. Los zumos con alto contenido de vitamina C, E y los del complejo B, B_2, B_5, ácido fólico, niacina, ácido parabenzoico, betacaroteno y el mineral cinc pueden
acelerar el proceso de curación. Las verduras de horas verdes, las zanahorias, los albaricoques, los melones y los cítricos son buenas fuentes de estos nutrientes y sus zumos son
una gran ayuda para curar una herida más rápidamente.

Zumos

Cada receta está calculada para aproximadamente un vaso
de 230 ml de zumo. Una persona adulta puede tomar hasta
tres vasos al día, pero es recomendable variar las combinaciones de los zumos para obtener un beneficio máximo
(para niños véase la página 143). Puede mezclar los zumos
con agua si lo prefiere. Es recomendable licuar cada fruta o
verdura por separado y mezclar los diferentes zumos resultantes con la ayuda de una cuchara.

125 g de grosella negra (casis)
1 manzana y 50 g de frambuesas

175 g de fresas
1 mango

3 zanahorias grandes
125 g de perejil

1 manzana
6 hojas grandes de espinaca

6. Una vida más vital

Parece que nuestras vidas sean cada día más ajetreadas y que vivamos con más tensión intentando combinar nuestras obligaciones laborales y familiares y disfrutar al mismo tiempo de algún rato de ocio. Es muy fácil acabar cansado, agotado y demasiado estresado. Si no nos cuidamos es muy posible que desarrollemos insomnio, problemas digestivos, falta de interés en el sexo o incluso una tendencia a enfermar con facilidad. El consumo regular de zumos frescos nos aporta los nutrientes necesarios, que nos ayudan a soportar mejor el estrés y la tensión y disfrutar nuestra vida al máximo.

Mente despierta

Tener la mente despierta significa poder pensar con más claridad, concentrarse mejor y trabajar con más eficacia. A menudo tomamos una taza de café o té para lograr esta sensación y, así, ver las cosas con más claridad. Sin embargo, un vaso de zumo fresco puede tener el mismo efecto y nos aporta además una cantidad de nutrientes esenciales. Los minerales como el potasio, calcio, cinc y las vitaminas del complejo B son vitales para un correcto funcionamiento del cerebro.

Zumos

Cada receta está calculada para aproximadamente un vaso de 230 ml de zumo. Una persona adulta puede tomar hasta tres vasos al día pero es recomendable variar las combinaciones de los zumos para obtener un beneficio máximo (para niños véase la página 143). Puede mezclar los zumos con agua si lo prefiere. Es recomendable licuar cada fruta o verdura por separado y mezclar los diferentes zumos resultantes con la ayuda de una cuchara.

1 ½ de zanahorias grandes
7 hojas de espinacas grandes
2 tallos de apio

2 peras
1 manojo de berros

6 hojas de col
¼ de pepino
2 tomates

Estrés y relajación

El estrés continuo o la ansiedad pueden tener efectos muy negativos sobre su salud mental y física. No sólo puede sentirse permanentemente fatigado y preocupado sino también es posible que sufra de insomnio, dolores de cabeza, dolores de cuello, mala complexión o colon irritable. Algunas personas incluso pueden llegar a desarrollar condiciones más serias como úlceras del estómago y ataques del corazón.

Nuestras reacciones inmediatas al estímulo del estrés, que pueden ser palpitaciones, pánico y tensión muscular, no son siempre perjudiciales para nuestra salud. Si, por ejemplo, tuviera que escapar a un incendio, se viera complicado en un accidente, tuviera que participar en una competición deportiva o realizar algún examen, la adrenalina que el cuerpo vierte en la corriente sanguínea ante este estímulo le daría la energía adicional para poder enfrentarse a la situación. Sin embargo, el estrés se convierte en un peligro para nuestra salud, cuando se produce sin que el cuerpo pueda liberar esta energía adicional físicamente. Entonces, las glándulas adrenales (situadas detrás de los riñones) producen continuamente adrenalina y se encuentran sometidas a un gran esfuerzo. Además se produce un mayor riego sanguíneo en las extremidades para preparar el cuerpo para la acción física. Esto limita la afluencia de sangre a la zona del estómago y puede resultar en una mala digestión e incorrecta absorción de los nutrientes. Encontrarse estresado con frecuencia, quizás incluso cada día, es vivir un estado continuo de tensión y ansiedad. Lo más probable es que, después de un tiempo de vivir de esta forma, se sienta completamente agotado y también puede que tenga problemas para conciliar el sueño.

Cura antiestrés

Existen muchas maneras de combatir el estrés, como por ejemplo hacer más ejercicio o practicar técnicas de relajación como la respiración profunda. Pero lo que come y bebe también influye. Los nutrientes con comprobados efectos calmantes sobre el sistema nervioso son las vitaminas del complejo B (especialmente la B_1, B_6, ácido fólico y ácido pantoténico), vitamina C y el mineral calcio. Los podemos encontrar en concentraciones particularmente altas en los cítricos, verduras de hojas verdes, melones, albaricoques y aguacates.

Zumos

Cada receta está calculada para aproximadamente un vaso de 230 ml de zumo. Una persona adulta puede tomar hasta tres vasos al día pero es recomendable variar las combinaciones de los zumos para obtener un beneficio máximo (para niños véase la página 143). Puede mezclar los zumos con agua si lo prefiere. Es recomendable licuar cada fruta o verdura por separado y mezclar los diferentes zumos resultantes con la ayuda de una cuchara.

125 g de grosella negra
1 manzana

3 mandarinas
175 g de frambuesas

2 zanahorias grandes
1 tallo de apio
125 g de tirabeques

125 g de col rizada
¼ de remolacha
4 tomates

Insomnio

Resulta muy irritante no poder conciliar el sueño por la noche. Sin embargo, es precisamente uno de los principales efectos secundarios del estrés. Las personas que sufren de insomnio recurren frecuentemente a las píldoras para dormir, pero los zumos frescos podrían ayudarles mejor para dormir bien toda la noche. Los zumos del apio y la lechuga tienen fama de favorecer al sueño y de calmar el sistema nervioso. Los zumos con alto contenido de calcio y magnesio y las vitaminas B_3 y B_6 tienen el mismo efecto.

Zumos

Cada receta está calculada para aproximadamente un vaso de 230 ml de zumo. Una persona adulta puede tomar hasta tres vasos al día pero es recomendable variar las combinaciones de los zumos para obtener un beneficio máximo (para niños véase la página 143). Puede mezclar los zumos con agua si lo prefiere. Es recomendable licuar cada fruta o verdura por separado y mezclar los diferentes zumos resultantes con la ayuda de una cuchara.

125 g de germinados de soja
125 g de coliflor

2 zanahorias grandes

✳

3 tallos de apio
1 manojo de berros

✳

1 pomelo
2 guayabas

✳

1 naranja
175 g de frambuesas

Cansancio

El cansancio es a menudo el resultado debilitante de vivir con estrés durante un tiempo prolongado. Cuando lo sufrimos nos despertamos por la mañana con la sensación de no haber descansando nada, por la tarde nos sentimos sin fuerzas y por la noche nos encontramos sumamente cansados. En general parece que nos falte energía para hacer cualquier cosa. En este caso, los zumos verdes llenos de vitalidad dan muy buenos resultados y pueden ayudar a incrementar nuestro nivel de energía.

Zumos

Cada receta está calculada para aproximadamente un vaso de 230 ml de zumo. Una persona adulta puede tomar hasta tres vasos al día pero es recomendable variar las combinaciones de los zumos para obtener un beneficio máximo (para niños véase la página 143). Puede mezclar los zumos con agua si lo prefiere. Es recomendable licuar cada fruta o verdura por separado y mezclar los diferentes zumos resultantes con la ayuda de una cuchara.

2 zanahorias grandes
15 hojas grandes de espinacas
1 aguacate (la carne aplastada con un tenedor)

✳

½ lechuga

3 tallos de apio
2 tomates

2 rodajas gruesas de piña
1 mango
1 plátano aplastado con un tenedor
115 ml de leche (opcional)

1 melocotón
175 g de fresas
1 plátano aplastado con un tenedor
115 ml de leche

Úlceras de estómago

Las úlceras de estómago pueden producir bastante incomodidad y son potencialmente peligrosas porque pueden reventar. A menudo se deben al estrés, que puede provocar la secreción de fuertes ácidos en el estómago incluso cuando éste está vacío. Los zumos con alto contenido de las vitaminas B, C y betacaroteno pueden beneficiarnos en este caso. Los zumos de la patata y de la papaya tienen mucha fama de suavizar las molestias producidas por las úlceras.

Zumos

Cada receta está calculada para aproximadamente un vaso de 230 ml de zumo. Una persona adulta puede tomar hasta tres vasos al día pero es recomendable variar las combinaciones de los zumos para obtener un beneficio máximo (para niños véase la página 143). Puede mezclar los zumos con agua si lo prefiere. Es recomendable licuar cada fruta o verdura por separado y mezclar los diferentes zumos resultantes con la ayuda de una cuchara.

2 zanahorias grandes
125 g de col blanca

50 g de patatas

3 tomates

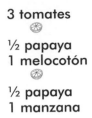

½ papaya
1 melocotón

½ papaya
1 manzana

Más energía

La mayoría de los zumos de fruta y algunos zumos vegetales, como los de las zanahorias y los tomates, son dulces. Por ello son especialmente buenos para incrementar nuestro nivel de energía. Para que estos zumos sean todavía más completos y agradables puede mezclarlos con leche o yogur natural, también puede probar de añadir germen de trigo y miel.

Zumos

Cada receta está calculada para aproximadamente un vaso de 230 ml de zumo. Una persona adulta puede tomar hasta tres vasos al día pero es recomendable variar las combinaciones de los zumos para obtener un beneficio máximo (para niños véase la página 143). Puede mezclar los zumos con agua si lo prefiere. Es recomendable licuar cada fruta o verdura por separado y mezclar los diferentes zumos resultantes con la ayuda de una cuchara.

1 mango
½ piña
1 plátano aplastado con un tenedor
115 ml de leche o un yogur natural
1 cucharadita de coco desecado
½ cucharadita de miel

250 g de fresas
10 frambuesas
3 albaricoques

115 ml de leche/yogur natural

1 chirivía
6 hojas de col blanca
2 zanahorias

Bálsamo para los nervios

¿Se encuentra usted algunas veces por la tarde con los nervios crispados y de pésimo humor? Entonces necesitará calmarse y olvidarse de los problemas del día. También una alimentación con alto contenido de las vitaminas B$_1$ (tiamina), B$_{12}$ (cobalamina) y C puede ayudarle a restaurar sus nervios a un funcionamiento más normal. La vitamina B$_{12}$ no se encuentra en ninguna fuente vegetal y tendrá que obtenerla a través de otros alimentos como los huevos, la leche, el queso, la carne de ternera o cerdo o las menudencias.

Zumos

Cada receta está calculada para aproximadamente un vaso de 230 ml de zumo. Una persona adulta puede tomar hasta tres vasos al día pero es recomendable variar las combinaciones de los zumos para obtener un beneficio máximo (para niños véase la página 143). Puede mezclar los zumos con agua si lo prefiere. Es recomendable licuar cada fruta o verdura por separado y mezclar los diferentes zumos resultantes con la ayuda de una cuchara.

½ sandía de tamaño medio

6 hojas de col rizada
2 tomates
1 tallo de apio

1 manzana
1 zanahoria
6 coles de Bruselas

Cura para la resaca

La resaca tiene dos causas: la toxicidad de un exceso de alcohol y la deshidratación. La forma más fácil de deshacerse de una resaca es eliminar el alcohol de nuestro sistema bebiendo mucho líquido e incrementando nuestro nivel de energía a través de algún alimento que nos nutre con rapidez. Un combinado de zumos frescos es ideal para ello y puede al mismo tiempo reemplazar las vitaminas B_1 (tiamina) y C cuyas reservas se agotan por el consumo de alcohol.

Zumos

Cada receta está calculada para aproximadamente un vaso de 230 ml de zumo. Una persona adulta puede tomar hasta tres vasos al día, pero es recomendable variar las combinaciones de los zumos para obtener un beneficio máximo (para niños véase la página 143). Puede mezclar los zumos con agua si lo prefiere. Es recomendable licuar cada fruta o verdura por separado y mezclar los diferentes zumos resultantes con la ayuda de una cuchara.

½ piña grande
1 mango

4 mandarinas
1 guayaba

2 zanahorias grandes
6 hojas de col rizada
¼ pepino

Refuerzo multimineral

Aunque nuestro cuerpo no necesite los minerales en tan altas cantidades como las vitaminas, estas sustancias resultan igualmente importantes para el buen funcionamiento de nuestro organismo. De algunos minerales necesitamos tan sólo cantidades pequeñísimas pero si faltasen, se harían notar en seguida los poco saludables síntomas de la deficiencia. Hierro, calcio, magnesio, fósforo, manganeso, potasio, sodio y cinc son algunos de los minerales que necesitamos durante toda la vida. Los zumos vegetales son especialmente ricos en minerales y excelentes para rellenar nuestras reservas de estas sustancias tan vitales.

Zumos

Cada receta está calculada para aproximadamente un vaso de 230 ml de zumo. Una persona adulta puede tomar hasta tres vasos al día, pero es recomendable variar las combinaciones de los zumos para obtener un beneficio máximo (para niños véase la página 143). Puede mezclar los zumos con agua si lo prefiere. Es recomendable licuar cada fruta o verdura por separado y mezclar los diferentes zumos resultantes con la ayuda de una cuchara.

1 pimiento rojo
6 hojas de lechuga
1 zanahoria grande

3 tomates
1 manojo de perejil
¼ de nabo

1 manzana
¼ de remolacha
1 chirivía

Refuerzo multivitamínico

Tanto los niños como los adultos necesitan un suministro constante de vitaminas para mantener una salud óptima. Los zumos pueden darnos muchos de los nutrientes que necesitamos de forma totalmente natural. Además, son más sabrosos y agradables que tener que tragar gran cantidad de pastillas de algún compuesto multivitamínico. A continuación encontrará algunos combinados llenos de fuerza y muy indicados para llenar a tope sus reservas de estas sustancias tan esenciales.

Zumos

Cada receta está calculada para aproximadamente un vaso de 230 ml de zumo. Una persona adulta puede tomar hasta tres vasos al día, pero es recomendable variar las combinaciones de los zumos para obtener un beneficio máximo (para niños véase la página 143). Puede mezclar los zumos con agua si lo prefiere. Es recomendable licuar cada fruta o verdura por separado y mezclar los diferentes zumos resultantes con la ayuda de una cuchara.

2 zanahorias grandes
6 hojas de espinacas
¼ de remolacha

1 pequeño racimo de uvas
1 nectarina

2 kiwis
1 pera
2 albaricoques

Desintoxicación rápida

Los zumos de frutas y verduras son ideales para desintoxicar porque limpian y alcalinizan nuestro organismo de forma natural. Reemplazar una comida por un zumo brinda a nuestro sistema digestivo la oportunidad de un merecido descanso, mientras nos proporciona al mismo tiempo una buena nutrición y energía a través de sus azúcares naturales. Para más información sobre la desintoxicación con zumos vea el capítulo 7.

Zumos

Cada receta está calculada para aproximadamente un vaso de 230 ml de zumo. Una persona adulta puede tomar hasta tres vasos al día, pero es recomendable variar las combinaciones de los zumos para obtener un beneficio máximo (para niños véase la página 143). Puede mezclar los zumos con agua si lo prefiere. Es recomendable licuar cada fruta o verdura por separado y mezclar los diferentes zumos resultantes con la ayuda de una cuchara.

1 manzana
2 zanahorias grandes
1 manojo de perejil

250 g de fresas
1 pera

1 pomelo
1 naranja
1 limón

Sexo y afrodisíacos

Puede que los afrodisíacos existan tan sólo en nuestra mente pero quien no prueba tampoco puede ganar. Si su vida sexual no es tan excitante como desearía que fuese, tal vez le iría bien algo más de energía y raciones extras de los nutrientes que se necesitan para desarrollar y mantener saludables los órganos reproductores. Los zumos ricos en las vitaminas del complejo B, la vitamina E, y los minerales cinc y yodo pueden aumentar su deseo sexual. Las verduras con hojas verdes son una buena fuente de estos nutrientes. El ginseng tiene mucha fama de producir sensaciones ardientes. Si le resulta difícil conseguir ginseng fresco, puede usar raíz de jengibre rallada como alternativa. Con toda seguridad añadirá sabor a su vida.

Zumos

Cada receta está calculada para aproximadamente un vaso de 230 ml de zumo. Una persona adulta puede tomar hasta tres vasos al día, pero es recomendable variar las combinaciones de los zumos para obtener un beneficio máximo (para niños véase la página 143). Puede mezclar los zumos con agua si lo prefiere. Es recomendable licuar cada fruta o verdura por separado y mezclar los diferentes zumos resultantes con la ayuda de una cuchara.

175 g de frambuesas
1 nectarina

3 guayabas
125 g de grosellas
1 manzana

8 tronchos de bróculi
½ pimiento rojo
3 tomates

3 zanahorias grandes
1 manojo de berros
2 zanahorias grandes

6 hojas de lechuga
1 manzana
raíz de ginseng o jengibre rallado

La edad de oro

Las personas mayores requieren a menudo cantidades más elevadas de los minerales calcio, magnesio, selenio y hierro. También los antioxidantes como las vitaminas C y E y betacaroteno son importantes para este grupo de personas. Todos los zumos vegetales o frutales son buenos tónicos para las personas de edad.

Zumos

Cada receta está calculada para aproximadamente un vaso de 230 ml de zumo. Una persona adulta puede tomar hasta tres vasos al día, pero es recomendable variar las combinaciones de los zumos para obtener un beneficio máximo (para niños véase la página 143). Puede mezclar los zumos con agua si lo prefiere. Es recomendable licuar cada fruta o verdura por separado y mezclar los diferentes zumos resultantes con la ayuda de una cuchara.

1 nabo
1 manzana
6 hojas grandes de espinaca

1 guayaba
2 melocotones

2 zanahorias grandes
8 tronchos pequeños de bróculi
1 aguacate (la carne aplastada con un tenedor)

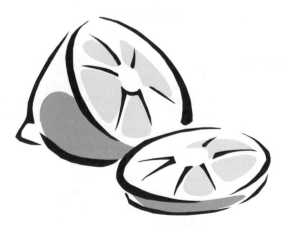

7. Desintoxicación y revitalización

Aunque el tema de la desintoxicación esté ahora muy de moda, no se trata de una idea nueva. La costumbre de limpiar nuestro cuerpo por dentro ha existido desde los tiempo bíblicos y se practicaba normalmente con fines religiosos o para ayudar a concentrar la mente. Hoy en día asociamos el concepto de la desintoxicación muchas veces con la adicción a la droga o el alcohol. Pero en realidad se trata de un proceso muy simple y natural beneficioso para cualquier persona, que se puede realizar fácilmente en casa. Desintoxicar nuestro cuerpo con zumos frescos de frutas y verduras brinda un bien merecido descanso a nuestro organismo y rejuvenece estas partes de nuestro cuerpo a los que normalmente prestamos poca atención.

Limpieza interior

Deténgase a pensar por un momento en la cantidad de tiempo que invertimos en la limpieza de nuestro cuerpo exterior. Mantenemos nuestra piel limpia y la nutrimos con cremas hidratantes. Lavamos nuestro pelo y le aplicamos acondicionadores especiales. Cuidamos nuestros dientes, cepillándolos y pasándoles seda dental varias veces al día. Puede que incluso pongamos unas rodajas de pepino sobre nuestros párpados cuando sentimos nuestros ojos cansados o deseamos darles más brillo.

Ya que damos tanta importancia a nuestro aspecto exterior, ¿no parecería lógico que invirtiéramos también algo de tiempo en la parte interior de nuestro cuerpo que también necesita limpieza y descanso de forma regular? Después de todo es la condición de nuestros órganos y sistemas internos que determinan nuestra salud y con ello la duración de nuestra vida. Además, cuidar bien de las partes interiores de nuestro cuerpo se refleja en nuestro exterior a través de la piel, el pelo, las uñas y los ojos. Realmente se trata de un hábito que vale la pena cultivar.

¿Por qué desintoxicarnos?

La vida moderna tiene ciertamente muchas ventajas pero no hay que olvidar que también tiene sus aspectos negativos. La contaminación del aire, del agua y de los alimentos que consumimos, una dieta poco nutritiva, el consumo excesivo de alcohol, el fumar y estar sujeto a demasiado estrés en nuestra vida son factores que pueden contribuir a una acumulación de toxinas en nuestro cuerpo y resultar en un metabolismo perezoso. La fatiga, las impurezas de la piel, el pelo sin brillo y el cutis y los ojos sin vida suelen ser indicios de que necesitamos eliminar toxinas y descansar y refrescar nuestro cuerpo.

Un programa regular de desintoxicación con zumos nos ayuda a limpiar la sangre y los tejidos de las toxinas. Al mismo tiempo nos aporta muchos nutrientes esenciales que benefician a todo nuestro cuerpo. Los zumos son especialmente efectivos para limpiar el sistema digestivo y los principales órganos de eliminación, con son el hígado, los riñones, el sistema digestivo y el colon. Otros métodos, como por ejemplo el cepillado del cuerpo, las duchas alternadas, la sauna y las aplicaciones de sales, favorecen el proceso de eliminación a través de la piel (el mayor órgano de eliminación de nuestro cuerpo), y del sistema linfático (una red de pequeños vasos que llevan los residuos y las bacterias lejos de las células para su neutralización o eliminación).

Además de su poder desintoxicante, los zumos frescos son una fuente excelente de vitaminas, minerales y aminoácidos que pueden rellenar o reforzar nuestras ya existentes reservas de nutrientes. Los zumos son muy fáciles de digerir y brindan descanso al estómago y los intestinos por su contenido de enzimas vegetales que facilitan la digestión y la absorción.

También es importante saber que los zumos favorecen el proceso de desintoxicación por su fuerte efecto alcalinizante. Igual que todos los seres vivos nuestro cuerpo tiene que mantener un delicado equilibrio del pH. Idealmente, este equilibrio debería inclinarse más hacia el lado alcalino, pero frecuentemente tenemos un exceso de acidez porque comemos demasiadas proteínas y alimentos dulces, grasos o refinados. Esta excesiva acidez parece estar relacionada con un debilitamiento del sistema inmunológico, la fatiga y el crecimiento excesivo de la bacteria parasitaria *candida albicans*. Los zumos ayudan a restablecer el equilibrio del pH correcto.

¿En qué consiste un programa de desintoxicación?

En este capítulo encontrará dos programas de desintoxicación. El primero es un programa de 24 horas que es prácticamente un ayuno porque sólo permite el consumo de alimentos líquidos. El segundo es un programa planeado para siete días e incluye aparte de los zumos también alimentos simples y naturales. En el apartado titulado *Tratamientos especiales para estar mejor* conocerá tratamientos especiales como el cepillado, los baños turcos o los masajes, que además de ser muy agradables, apoyan el proceso de desintoxicación (véanse las páginas 120-125).

Lo mejor es comenzar el programa de desintoxicación durante el fin de semana u otro día libre. Así tendrá tiempo para relajarse adecuadamente, dormir si siente la necesidad y disfrutar de algunas de las terapias profesionales o tratamientos caseros que encontrará explicados en este capítulo. Si se decide por el programa de una semana es posible que tenga que comprar y preparar alimentos que no consume habitualmente. Pero no se desanime. Cuando sienta el resultado del programa, verá que ha valido la pena.

Recuerdo que los programas propuestos en este libro son tan sólo guías básicas que podrá adaptar a sus propias necesidades. Puede seguir el programa estrictamente o permitirse algún trozo de chocolate o de pizza. Lo importante es que siga adelante con el programa porque, aunque no consiga cumplir con el cien por cien, es mejor conseguir una desintoxicación a medias que ninguna. Cuanto más se vaya acostumbrando al concepto de la desintoxicación más fácil le resultará cumplir con el programa.

¿Qué ocurre durante un programa de desintoxicación?

Muchas personas consideran que un programa de limpieza interior eleva su nivel de energía y mejora el aspecto de su piel, pelo, uñas y ojos. Durante el programa de 24 horas es casi seguro que sienta algo de hambre y necesitará hacer uso de su fuerza de voluntad para sobreponerse. También es posible que tenga sueño o incluso puede llegar a sentirse algo malhumorado. Si tiene por costumbre beber mucho té o café puede desarrollar un dolor de cabeza que es indicio de que su cuerpo sufre síntomas de abstinencia.

Durante el programa de una semana experimentará posiblemente todavía más cambios. Los más comunes son cierta inestabilidad emocional, aparición de impurezas de la piel o mucosidades. Estos síntomas indican que su cuerpo está eliminando las toxinas eficientemente. También podría tener sueño o desarrollar dolor de cabeza igual que durante el programa de 24 horas. Todos estos síntomas suelen desaparecer después de seguir el programa durante dos o tres días. Si no fuera así, será más recomendable que vuelva a su dieta habitual.

¿Cómo prepararse para un programa de desintoxicación?

Antes de comenzar un programa de desintoxicación es aconsejable consumir una dieta lo más sencilla posible para preparar a nuestro organismo para los cambios que va a experimentar y evitar que nuestro sistema digestivo sufra un sobresalto cuando comencemos el programa. Consuma más frutas y verduras frescas (crudas, al vapor o preparadas a la manera china en un wok), arroz, pasta y pan integrales, legumbres y germinados como los de alfalfa o los de soja. Al terminar el programa deberá volver a su dieta habitual de forma gradual reintroduciendo los alimentos prohibidos durante el programa muy poco a poco. Tenga en cuenta que después de seguir el programa de 24 horas su estómago se habrá encogido y no conviene sobrecargarlo con raciones demasiado abundantes en los días siguientes.

Conviene evitar

Durante ambos programas de desintoxicación no conviene fumar, beber alcohol, té o café. También es importante evitar el consumo de productos lácteos, chocolate, azúcar, carne, pescado, alimentos picantes y harina de trigo.

Frecuencia

Si le gusta y disfruta con el proceso de desintoxicación podría practicar el programa de 24 horas un día a la semana. Aunque la desintoxicación sea buena para nuestro cuerpo, no es aconsejable seguir el programa con más frecuencia, porque necesitamos una dieta bien equilibrada para mantener nuestra salud en óptimo estado. El programa de una semana puede realizarse cuatros al año coincidiendo con cada cambio de estación o dos veces al año durante el invierno y durante el verano. Este programa no debe considerarse como una dieta permanente porque es demasiado restrictivo y no le proporcionaría una alimentación bien equilibrada (incluso las personas que tienen que perder peso deben comer una dieta sana y completa).

El ejercicio físico durante el programa de desintoxicación

Evite los deportes y ejercicios competitivos e intensos y mantenga su cuerpo en forma con ejercicios suaves como la natación, los paseos a pie o en bicicleta. También puede practicar métodos más contemplativos como el yoga, la meditación u otras técnicas de relajación (véanse las páginas 120-125).

Las ventajas de los zumos

Muchas dietas de desintoxicación recomiendan el consumo de mucho agua, la cual, ciertamente, juega un papel muy importante en la limpieza interior de nuestro cuerpo. Pero los zumos frescos caseros tienen diversas ventajas en comparación con el agua. Para empezar están repletos de vitaminas y minerales. También nos proporcionan energía a través de sus azúcares simples y sus complejos hidratos de carbono. Comparado con los zumos envasados, los zumos frescos preparados en casa contienen muchos más nutrientes. El proceso de envasado de los zumos comerciales destruye a menudo las vitaminas y nos deja con un producto de escaso valor nutritivo. Además, los zumos caseros no contienen aditivos como azúcar, condimentos, colorantes o conservantes.

El poder desintoxicante de los zumos

Los zumos de frutas tienen un mayor efecto desintoxicante que los de verduras. Los zumos más eficaces para la desintoxicación son los de los cítricos. Las demás frutas contienen o bien ácido tartárico o ácido málico y su efecto no es tan fuerte. Los zumos vegetales son mucho más suaves y son excelentes tónicos reconstitutivos.

El programa de desintoxicación de 24 horas pone mayor énfasis en los zumos de frutas por su efecto más fuerte, que da mejores resultados a corto plazo. El programa de una semana combina los zumos de fruta con los de verdura para un efecto más equilibrado. En el caso de que tuviera preferencia por los zumos vegetales, puede realizar el programa de 24 horas sustituyendo los zumos de fruta por combinados de zumos vegetales.

Una advertencia

Los niños, los ancianos, los diabéticos, las personas que sufren candidiasis o estén convalecientes no deben seguir un programa de desintoxicación sin supervisión médica/naturópata, etc. Además es importante tener en cuenta que los programas de desintoxicación no son dietas para perder peso y no deben usarse para este fin.

Los mejores zumos de frutas para la desintoxicación	Los mejores zumos vegetales para la desintoxicación
Fresa	Apio
Lima	Berro
Limón	Espinaca
Mango	Pepino
Manzana	Remolacha
Melocotón	Zanahoria
Melón	
Naranja	
Papaya	
Pera	
Piña	
Pomelo	
Uva	
Sandía	

¿Qué cantidad de zumo conviene tomar?

Con ambos programas deberá consumir hasta 3 vasos de 230 ml de zumo durante el día. Algunos zumos se deben tomar diluidos. Cuando se haya acostumbrado a los efectos de los zumos frescos podrá aumentar la cantidad hasta seis vasos diarios, pero es importante que actúe con moderación al principio.

¿Cuántas piezas de frutas o verduras hacen falta para preparar la cantidad de zumo necesario?

A continuación encontrará la cantidad de frutas o verduras que necesitará para preparar en su licuadora aproximadamente 230 ml de zumo puro sin diluir.

Zumo de apio	275 g o 4 tallos de apio
Zumo de fresa	275 g o una cajita de fresas
Zumo de mango	400 g o 2 mangos
Zumo de manzana	275 g o 2 manzanas medianas
Zumo de melocotón	350 g o 2 melocotones medianos
Zumo de melón	350 g o 1 melón de tamaño medio
Zumo de naranja	275 g o 2 naranjas medianas
Zumo de papaya	450 g o 1 papaya grande
Zumo de pepino	275 g o medio pepino grande
Zumo de pera	275 g o 2 peras de tamaño medio
Zumo de piña	400 g o 1 piña de tamaño medio
Zumo de pomelo	275 g o medio pomelo grande
Zumo de uva	275 g o un racimo de tamaño medio
Zumo de sandía	350 g o una sandía pequeña
Zumo de zanahoria	400 g o 3 zanahorias grandes

Verduras cuyos zumos requieren dilución con otros zumos más suaves.

Para preparar 50 ml de zumo se necesitan:

Zumo de berros   125 g o 1 cajita de berros
Zumo de espinaca   125 g o 14 hojas grandes
Zumo de remolacha   125 g o un tercio de remolacha

Cantidad de limones y limas necesarias para elaborar 25 ml de zumo (cantidad ideal para añadir a otros zumos).

Zumo de lima   75 g o una lima pequeña
Zumo de limón   50 g o un limón pequeño

Cantidad de limones y limas necesarias para preparar aproximadamente 230 ml de agua de limón o agua de lima.

Agua de lima[1]   unas gotas de lima en 230 ml de agua
Agua de limón   unas gotas de limón en 230 ml de agua

El programa de 24 horas para la desintoxicación con zumos

Este programa se basa en el consumo exclusivo de zumos de fruta por su fuerte poder limpiador. Una excepción a esta regla es el zumo de zanahoria, que además de desintoxicar todo el organismo tonifica también el hígado. Lo más recomendable es consumir una sola variedad de zumo durante todo el día para aligerar la carga sobre nuestro sistema digestivo y dejarlo descansar al máximo.

El propósito del programa es tomar hasta 3 vasos de 230 ml del zumo de su elección. Es recomendable diluir cada vaso de zumo con 115 ml de agua porque los zumos frescos tienen

---

1. El agua de lima es más suave que el agua de limón y puede tomarse con más frecuencia.

un alto contenido de azúcares naturales que pueden provocar ligeros mareos si se consumen sin diluir y sin el acompañamiento de algún alimento sólido. Aparte de los zumos deberá consumir aproximadamente 1 litro de otros líquidos durante el día. Ver también las páginas 120-125 donde encontrará sugerencias e ideas para tratamientos adicionales que le ayudarán a pasar mejor este día de ayuno.

Elija uno de los zumos de la lista y asegúrese de tener a su disposición toda la fruta necesaria para el día. Acuérdese también de que algunas frutas son más difíciles de conseguir durante el invierno.

Lista de la compra

Con la cantidad indicada en la siguiente lista podrá elaborar todo el zumo necesario para el programa de desintoxicación de 24 horas.

Fresas	900 g
Mangos	6 mangos de tamaño medio
Manzanas	900 g
Melocotones	1,1 kg
Melones	2 melones de tamaño medio
Naranjas	900 g
Papayas	3 papayas grandes
Peras	900 g
Piñas	3 piñas grandes
Pomelos	5 pomelos grandes
Uvas	900g
Zanahorias	1,4 kg

El programa

A primera hora

El programa de desintoxicación de 24 horas empieza tal como seguirá durante todo el día: con especial énfasis en una limpieza interior suave. Para ello tómese un vaso de agua con unas gotas de limón tan pronto como se despierte. Esto es una manera excelente para comenzar el ayuno ya que ayuda a la limpieza de los intestinos.

TRATAMIENTOS OPCIONALES
Cepillado del cuerpo y una ducha caliente seguida por una rápida ducha fría. A continuación frote su cuerpo vigorosamente con una toalla para estimular la circulación y el sistema linfático.

El desayuno

Es la hora del primer zumo del día. Tómese un vaso de 230 ml de zumo diluido. Si tiene más sed durante la mañana podrá tomar agua sola, agua con unas gotas de limón o alguna infusión como la manzanilla, que también tienen un efecto limpiador y calmante.

TRATAMIENTOS OPCIONALES
Ejercicios de respiración, un paseo.

El almuerzo

Tómese otro vaso del zumo de su elección diluido con agua, cuando su reloj interior le diga que ya es hora para el almuerzo. Si tiene más sed durante la tarde puede tomar agua sola o con unas gotas de limón o infusiones a base de hierbas.

TRATAMIENTOS ADICIONALES
Sauna, baño turco, masaje.

La cena

Si ha conseguido sobreponerse a la sensación de hambre y no ha comido ningún alimento sólido durante el día, podrá sentirse orgulloso y tomarse su último vaso de 230 ml de zumo diluido. Si tiene más sed podrá tomar agua sola, agua con unas gotas de limón o infusiones a base de hierbas.

Baños de sales para los pies (si no ha ido a la sauna o al baño turco durante la tarde) antes de irse a la cama.

A última hora

Limpie su sistema digestivo todavía algo más y bébase un último vaso de agua con unas gotas de limón. Después póngase cómodo en la cama para dormir profundamente. Verá como se despierta lleno de energía al día siguiente.

El programa de desintoxicación de una semana

El objetivo de este programa de siete días es revitalizar todo nuestro organismo. Se basa en la combinación de los zumos frescos de frutas y verduras con alimentos sólidos sencillos y naturales. Este enfoque descansa y tonifica el sistema digestivo y mantiene al mismo tiempo a nuestro organismo fuerte y bien nutrido. El programa incluye comidas regulares pero la selección de alimentos es bastante limitada para que el cuerpo pueda aprovechar al máximo todo el poder desintoxicante de los zumos. Durante toda la semana podrá disfrutar algunos de los tratamientos extras como la sauna, el baño turco, masajes, aromaterapia o máscaras faciales (véanse las páginas 120-125).

A diferencia del programa de 24 horas que se basa en el consumo exclusivo de zumos de fruta, este programa incluye también zumos vegetales que nos brindan una gran riqueza de nutrientes. Más adelante encontrará las recetas para 7 combinados de zumos con efectos complementarios. Verá que hay un combinado distinto para cada día del programa. No consuma más de tres vasos de 230 ml de zumos durante el día. Puede diluir los zumos con agua si lo prefiere. Tómese cada vez un vaso de zumo media hora antes del desayuno, media hora antes del almuerzo y media hora antes de la cena.

En la lista de la compra que encontrará a continuación verá las cantidades de frutas y verduras que necesitará comprar para pasar la semana. Si no puede comprar alguna de las frutas o verduras mencionadas en las recetas, simplemente tiene que sustituir este combinado, en particular por la *Bomba de manzana y zanahoria* cuya receta encontrará a continuación. Si las peras no están de temporada puede sustituirlas por manzanas, uvas o piña. Asegúrese de tomar de 1 l a 1,5 l de otros líquidos durante cada día.

Lista de la compra para los zumos de una semana.

Apio	1 manojo
Espinacas	450 g
Mangos	3 mangos grandes
Manzanas	1,4 kg
Naranjas	450 g
Piña	2 piñas grandes
Pomelos	3 pomelos grandes
Remolacha	675 g
Uvas	450 g
Zanahorias	1,8 kg

Zumos para la semana de desintoxicación

Día 1

Bomba de manzana y zanahoria

115 ml de zumo de manzana
115 ml de zumo de zanahoria

Día 2

Deleite de pomelo

145 ml de zumo de pomelo
80 ml de zumo de naranja

Día 3

Locos por la remolacha

50 ml de zumo de remolacha
170 ml de zumo de manzana

Día 4

Toque tropical

145 ml de zumo de piña
80 ml de zumo de mango

Día 5

Superespinacas

115 ml de zumo de zanahoria
50 ml de zumo de espinaca
50 ml de zumo de apio

Día 6

La gran manzana

145 ml de zumo de manzana
80 ml de zumo de uva

Día 7

Remolacha sonrojada

170 ml de zumo de zanahoria
50 ml de zumo de remolacha

Los alimentos a consumir durante la semana

La selección de alimentos a consumir durante la semana de desintoxicación es deliberadamente limitada, pero le dará una buena nutrición, además de llenarle lo suficiente para no sentir hambre. Las restricciones con respecto a los alimentos incrementan el poder desintoxicante de la dieta y dan a su sistema digestivo un muy merecido descanso. Los elementos claves de la dieta son los cereales integrales como el arroz, la avena y el mijo preparados al vapor o ligeramente hervidos condimentados con hierbas frescas, salsa de soja y zumo de limón, más las frutas y verduras frescas consumidas crudas, preparadas al vapor o a la manera china en un wok.

Alimentos básicos para el desayuno

Frutas frescas enteras o macedonia natural.

Copos de avena hervidos con agua y mezclados con algunas pasas o un plátano aplastado con un tenedor para añadir dulzura.

Alimentos básicos para el almuerzo

Ensalada variada: puede elegir entre lechuga, col blanca, col lombarda, tomates, germinados de soja o de alfalfa, garbanzos, berros, zanahoria rallada, hinojo, rábanos, apio y pimientos verdes y rojos. Verduras, preparadas al vapor o a la manera china en un wok. Fruta fresca. Arroz integral, avena o mijo hervidos y condimentados a gusto.

Alimentos básicos para la cena

Verduras crudas, preparadas al vapor o a la manera china en un wok. Ensalada variada igual que en el almuerzo. Fruta fresca. Arroz integral, avena o mijo hervidos y condimentados a gusto.

Tentempiés para consumir a cualquier hora

Algas marinas (kombu, wakame y dulse son especialmente nutritivas). Tortitas de arroz, Tortitas de avena. Pasas. Semillas de calabaza. Semillas de girasol. Crudités (zanahoria, pepino, pimiento rojo, coliflor).

Bebidas alternativas

Infusiones a base de hierbas. Agua sin gas. Agua con unas gotas de lima.

El programa

A primera hora

Beba un vaso de agua con unas gotas de limón nada más abrir los ojos.

TRATAMIENTOS OPCIONALES
Cepillado del cuerpo y una ducha caliente seguida por una rápida ducha fría.

Desayuno

Beba un vaso de zumo de 230 ml. Puede diluir el zumo si lo prefiere. Espérese media hora antes de comenzar el desayuno.

EJERCICIO OPCIONAL
3 meditación.

Almuerzo

Beba un vaso de zumo de 230 ml. Puede diluir el zumo si lo prefiere. Espérese media hora antes de comenzar a almorzar.

Ejercicio suave, como por ejemplo un paseo, natación o yoga.

Cena

Beba el combinado de zumos que corresponde al día y espérese media hora antes de comenzar a cenar.

A última hora

Beba un vaso de agua con unas gotas de limón para limpiar el sistema digestivo.

Tratamientos y ejercicios opcionales

Hay una gran variedad de tratamientos como la sauna, los baños de fango y los masajes que, aparte de ser muy agradables, también sirven para distraer nuestra atención de esas tentadoras barritas de chocolate y pizzas seductoras. Al final de este capítulo encontrará una tabla que le explica cómo integrar estos tratamientos en su programa de desintoxicación.

Masaje a cepillo

El masaje a cepillo estimula el sistema linfático (la red de diminutos vasos que eliminan residuos de las células) y también la circulación sanguínea. El cepillado le ocupará tan sólo cinco minutos de su tiempo y es sumamente efectivo para eliminar la piel seca, especialmente en las piernas. Para realizar el masaje puede usar un cepillo de cerda natural, una manopla o un guante de masaje secos. Comience el masaje en sus pies y suba por sus piernas con movimientos circulares siempre en dirección al corazón. Cuando llegue a la altura del pecho suba hasta la nuca y siga cepillando hacia abajo en dirección al corazón. Para aumentar el efecto del cepillado en seco es recomendable tomar una ducha o un baño caliente inmediatamente después.

Masaje con sal

Este tratamiento le producirá ligeros cosquilleos en la piel por su efecto estimulante sobre la circulación sanguínea. Necesitará un paquete de sal marina gruesa, una manopla, un cepillo de baño y una ducha. Dúchese con agua caliente como siempre y cierre el grifo. Póngase sal marina en las piernas y realice vigorosas pasadas circulares con el cepillo subiendo por su cuerpo, siempre en dirección al corazón y añadiendo más sal sobre la marcha. Para terminar, tómese una ducha tibia para quitar la sal. Los masajes con sal no son indicados para personas que sufren de eczemas o psoriasis.

Baños con sales

Los baños con sales son fáciles de realizar en casa y tienen un profundo efecto relajante. Sin embargo no son recomendables para las personas que sufren de eczemas, psoriasis o hipertensión. Además no se deberían usar juntos con los masajes de sal explicados en el apartado anterior porque esta combinación seca demasiado la piel. Algunas sales de baño contienen sulfato de magnesio que ayudan a eliminar toxinas a través de la piel. Añada 225-450 g de estas sales a una bañera llena de agua caliente y sumérjase durante 15-20 minutos. Cuando salga de la bañera procure mantener su cuerpo caliente poniéndose ropa de abrigo o acostándose en la cama. Su cuerpo continuará transpirando y eliminando toxinas durante varias horas después del baño. Las sales de baño se venden en la farmacia y muchas tiendas especializadas en salud natural.

Sauna

El calor seco de la sauna provoca una intensa sudoración, estimulando con ello la eliminación de toxinas a través de la piel.

Algunas personas pueden hacer sesiones de sauna de hasta 20 minutos, mientras que otras comienzan a sudar mucho más rápidamente. Como regla general conviene abandonar la sauna al primer síntoma de incomodidad o si siente latir su corazón con demasiada fuerza. Cuando salga de la sauna, tome una ducha fría y relájese hasta que su cuerpo haya recuperado su temperatura normal. Seguramente se sentirá preparado para volver a entrar pasados 5 o 10 minutos. Sin embargo no es recomendable pasar más de un total de una hora a una hora y media dentro de la sauna.

El baño turco

El ambiente caliente, húmedo y vaporoso de un baño turco es una experiencia inolvidable. En estos baños encontrará varias áreas de uso comunitario. Cada una de ellas tiene un grado distinto de temperatura y humedad. Todo el conjunto está diseñado para producir una sudoración intensa que estimulará el proceso de desintoxicación de nuestro cuerpo. Cada vez que pase de un área a otra debe tomarse una ducha fría o sumergirse en una piscina de agua helada. Esto cerrará los poros de su piel y mejorará su circulación sanguínea. Los centros dedicados al tratamiento de baños turcos también suelen ofrecer servicios de masajistas.

Masaje combinado con aromaterapia

Este tratamiento combina el masaje corporal con el uso de aceites esenciales a base de plantas. Existen muchos métodos de automasaje. Sólo necesita una botella de aceite de almendra y su aceite esencial preferido. Mezcle la cantidad de una tacita de café del aceite de almendra con algunas gotas de su aceite esencial (por ejemplo lavanda, ylang

ylang o romero) y aplique la mezcla sobre su piel realizando un masaje suave con sus manos.

Meditación

Practicar algunos minutos de meditación por la mañana le permitirá comenzar su día con más serenidad. Siéntese con las piernas cruzadas en el suelo y cierre los ojos. Respire lenta y profundamente. Inspire y espere unos segundos antes de espirar lentamente. Repita esta secuencia dos veces. Ahora visualice en su mente un lugar tranquilo de gran belleza y concéntrese en esta imagen sintiendo el placer y la energía que genera. Continúe esta práctica durante 5-10 minutos antes de levantarse lentamente.

Relajación muscular

Échese en el suelo boca arriba y tense todos sus músculos gradualmente. Mantenga esta tensión durante 10 segundos antes de relajarse completamente. Repita este ejercicio dos veces. Quédese en la misma posición estirado en el suelo pero ponga un libro debajo de su cabeza. Doble sus piernas de forma que sus pies queden justo debajo de las rodillas. Sienta como sus caderas y su columna se hunden más en el suelo estirándose y relajándose suavemente. El aroma de algún aceite esencial introducido en un vaporizador y alguna música relajante pueden ayudar mucho a crear un ambiente agradable para este ejercicio.

Baños faciales de vapor

Déle a su cutis una buena limpieza con un baño facial de vapor. Sólo necesitará una cacerola de fondo sólido, agua recién hervida, una toalla y una botellita de algún aceite esencial como el de lavanda, ylang ylang o geranio. Llene la cacerola hasta la mitad con el agua caliente y añada dos gotas del aceite esencial. Cubra la cacerola y su cabeza con una toalla y deje que los vapores actúen sobre su cutis durante 5-10 minutos. Este procedimiento abrirá sus poros facilitando la eliminación de espinillas y otras impurezas de la piel. Si dispone de tiempo puede continuar el tratamiento aplicándose una máscara facial y colocándose dos rodajas de pepinos sobre los párpados cerrados para descansar sus ojos. Para finalizar, aclare la máscara con agua y use algún limpiador seguido por un tónico y una crema hidratante.

Manicura

Haga que sus manos tengan el aspecto de las de una reina con una manicura hecha en casa. Corte y lime sus uñas y sumerja sus dedos durante unos minutos en un bol con agua jabonosa tibia. Séquelas con una toalla y use una espátula de uñas para hacer retroceder las cutículas. Aplíquese alguna crema de cutículas y déjela actuar durante unos minutos. A continuación limpie las uñas de la crema sobrante y pínteselas si le apetece. No se olvide de ponerse primero una capa de base incolora para evitar que se coloreen sus uñas.

Cuidado del pelo

Su pelo y su cuero cabelludo también se merecen algunos cuidados especiales. Para comenzar puede darse un masaje relajante para liberarse de la tensión que se acumula en esta parte del cuerpo. Ponga las puntas de sus dedos en la parte inferior de su nuca y suba hasta su cabeza con movimientos circulares. Masajee también su cuero cabelludo. El masaje tendrá mayor efecto si ejerce algo de presión. Si su cuero cabelludo está seco puede usar un poco de aceite de almendra para hidratarlo. A continuación lave su cabello y use algún acondicionador. Si tiene tiempo puede aplicarse también alguna mascarilla especial para el pelo. No olvide envolver su cabello en una toalla mientras actúa la mascarilla para finalizar, aclárese el pelo y séqueselo con un secador.

NOTA:

Para información detallada sobre el tema de la desintoxicación y más programas véase mi libro *The Juicing Detox Diet*.

Elija sus cuidados personales

Tratamiento sugerido	Programa de 24 horas	Programa de 1 semana
Masaje a cepillo	1 vez	cada día
Masaje con sal o	1 vez	1 vez
baño de sales (contraindicado para personas con eczemas, psoriasis o hipertensión)	1 vez	1 vez
Sauna	1 vez	1 vez
Baño turco	1 vez	1 vez
Masaje con aceites esenciales	1 vez	1 vez
Meditación	1 vez	cada día
Relajación muscular	1 vez	cada día
Baño facial de vapor	1 vez	1 vez
Manicura	1 vez	1 vez
Cuidados de cabello	1 vez	1 vez
Ejercicio suave	1 vez	cada día

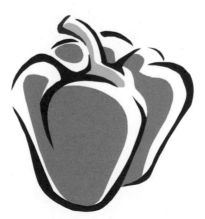

TERCERA PARTE
Zumos sabrosísimos

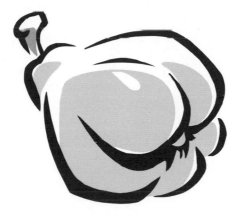

8. El bar de los zumos frescos

 Los zumos, aparte de beneficiar nuestra salud, también pueden ser deliciosas bebidas que podemos disfrutar durante todo el año. Las recetas para los zumos en este capítulo están pensadas especialmente para que tengan buen sabor y buen aspecto.

Los cócteles y combinados que encontrará aquí son ideales para la copa de antes de cenar o para dar vida a sus fiestas. También encontrará recetas especiales para ponches, bebidas para niños y combinados especialmente concebidos para el desayuno, el almuerzo y la cena.

Zumos con algo más

Si desea que sus zumos tengan un toque especial verá que hay muchos ingredientes que se les pueden añadir para conseguir resultados sorprendentes.

Ralladuras de piel de limón o lima

Cuando prepare zumos a base de frutas cítricas puede añadirles finas ralladuras de la piel de la fruta. Las pieles de la lima y del limón dan un toque especialmente agradable a la bebida, pero asegúrese de limpiar las frutas con agua y un cepillo antes de proceder a rallar la piel.

Especias y hierbas

Las especias añaden un aroma maravilloso a muchos zumos de fruta o verduras. Se pueden usar frescas o secas. Las especias y hierbas frescas como el jengibre, la nuez moscada, el cilantro, la albahaca, el orégano, el tomillo, la menta, el perejil, el romero, los chiles y el eneldo pueden licuarse juntos con los demás ingredientes. También puede cortarlas muy finas y añadirlas al zumo ya preparado.

Si no puede conseguir especias o hierbas frescas puede añadir pequeñas cantidades de algunas especias secas a sus zumos. La canela, la nuez moscada y el jengibre combinan muy bien con los zumos de fruta. Para los zumos de verdura puede elegir entre jengibre, cilantro, hinojo, comino, cardamomo, azafrán, cúrcuma, albahaca, orégano, menta, tomillo, perejil, romero y eneldo. Incluso puede añadir una pequeña cantidad de pimentón, salsa de chile o salsa de tabasco para un sabor picante. También la salsa Worcester, la sal y la pimienta recién molida pueden dar a su zumo este toque especial.

Leche y helado

Prepárese unos batidos afrutados y refrescantes añadiendo 250 ml de leche de vaca o de soja a 145 ml de su zumo preferido. Bata la mezcla en una batidora si desea conseguir la consistencia típica de un batido. Si además le añade alguna cucharada de su helado favorito obtendrá una bebida especialmente gustosa.

Yogur

El yogur natural combina muy bien con los zumos de fruta. Además, el yogur llamado BIO contiene además bacterias beneficiosas para la flora intestinal. Véase la página 177 donde encontrará una receta para preparar su propio yogur con pulpa de fruta.

Miel

Aunque los zumos de fruta sean dulces puede añadirles una cucharadita de miel si lo prefiere. Este azúcar natural adicional le dará todavía más energía de forma instantánea.

Fruta batida

Batir un zumo de fruta junto con un plátano añade mucho sabor y más valor energético a la bebida. También puede batir sus zumos con otras frutas de consistencia blanda como frambuesas, fresas, albaricoques, melocotones, moras, arándanos, kiwis, piña o grosella. Sólo tiene que poner el zumo y las frutas enteras en su batidora o robot de cocina y accionar el aparato brevemente. El resultado es delicioso.

Los zumos vegetales se pueden batir junto con un aguacate para darles más sabor y valor energético. También puede batirlos con cebollas tiernas finamente picadas o pequeños trozos de tomate.

Coco y germen de trigo

Una cucharadita de coco fresco o desecado añade un delicioso sabor tropical a los zumos de fruta. Una cucharadita de germen de trigo mezclada con su zumo preferido añade más fibra y más cantidad de vitamina E a su dieta.

Agua

Si prefiere tomar sus zumos diluidos puede añadirles agua sin o con gas o incluso sifón. Los niños deberían tomar sus zumos siempre diluidos. Para conseguir un efecto sorprendente puede añadir hielo picado a sus zumos. Una forma sencilla de trocear los cubitos de hielo es envolverlos con una paño de cocina y pasarles el rodillo usado para extender masas o golpearlos con la «mano» del mortero.

Zumos elegantes

Si desea darles a sus zumos un aspecto especial vale la pena invertir en algunos palillos, pequeños paraguas de papel y pajitas flexibles de divertidos colores u otros adornos típico para cócteles. También puede usar fruta fresca de colores vivos como cerezas, kiwis, piña, frambuesas y fresas para decorar el vaso. Para crear una bebida de zumo de aspecto exótico simplemente tiene que decorar el vaso con algunos trozos de fruta en un palillo y un pequeño paraguas de papel. Para darles a sus zumos un toque muy profesional puede decorar el borde del vaso con azúcar. Para conseguir este efecto sólo tiene que frotar el borde del vaso con un trozo de fruta, como por ejemplo mango o uva, y hacerlo rodar con cuidado en algún recipiente llano, lleno de azúcar refinado.

¡Adelante con los zumos!

A continuación encontrará algunas recetas deliciosas para zumos refrescantes y llenos de nutrientes y energía. Si desea darles un toque personal puede consultar los apartados anteriores y crear su propia gama de combinados. Realmente es muy fácil convertir nuestra cocina en un bar de zumos frescos. ¡Diviértase!

Batido de bayas

Para aproximadamente 230 ml de zumo
1 manzana
5 fresas grandes
10 frambuesas
10 moras

Licuar la manzana e introducir el zumo en una batidora. Añadir las fresas. Las frambuesas y las moras. Accionar el aparato unos instantes y verter la mezcla en un vaso.

Perfección de piña y pera

Para aproximadamente 230 ml de zumo
1 pera
1 manzana
1 rodaja gruesa de piña sin piel y cortada a trozos

Licuar la pera y la manzana e introducir ambos zumos en la batidora. Añadir los trozos de piña, batir unos instantes y servir la mezcla.

Batido caribeño

Para aproximadamente 230 ml
½ piña grande
la leche de un coco fresco
coco fresco rallado
1 plátano chafado con un tenedor
nuez moscada rallada
80 ml de leche

Licuar la piña, guardando un trozo para la decoración de la bebida. Introducir el zumo en una batidora y añadir la leche de coco, el coco rallado, el plátano y la leche. Batir unos instantes y verter la mezcla en un vaso. Decorar con nuez moscada, algún palillo para cócteles, el trozo de piña y un pequeño paraguas de papel.

Onda blanca y negra de uvas

Para aproximadamente 230 ml
1 ½ manzana
20 uvas blancas
10 uvas negras

Licuar las manzanas y las uvas blancas. Mezclar los zumos y verterlos en un vaso. Licuar a continuación las uvas negras y añadir su zumo al vaso para crear el efecto de onda.

El rey kiwi

Para aproximadamente 230 ml
2 peras pequeñas
1 kiwi
½ mango
1 ramita de menta fresca finamente cortada

Licuar las peras, el kiwi y el mango. Verter los zumos dentro del vaso de la batidora y añadir la menta. Batir unos instantes y servir la mezcla.

Batido de papaya

Para aproximadamente 230 ml
1 ½ manzana
½ lima
1 trozo de raíz de jengibre de aproximadamente 1 cm^2
½ papaya (quitar las semillas negras)

Licuar las manzanas, la lima y el jengibre. Añadir la carne de la papaya. Batir unos instantes y servir.

Zumo de la pasión

Para aproximadamente 230 ml
3 naranjas
½ lima
1 fruta de la pasión

Licuar las naranjas y la lima y verter los zumos en el vaso de la batidora. Añadir la carne de la fruta de la pasión, batir unos instantes y servir.

Delicia de mango y melocotón

Para aproximadamente 230 ml
1 melocotón
½ mango
80 ml de yogur natural

1 cucharadita de miel
1 cucharadita de germen de trigo
80 ml de leche

Licuar el melocotón y verter el zumo en el vaso de la batidora. Añadir la carne del mango, el yogur, la miel, el germen de trigo y la leche. Batir unos instantes y servir.

Batido de plátano y pera

Para aproximadamente 230 ml
2 peras pequeñas
1 plátano chafado con un tenedor
80 ml de leche

Licuar las peras y verter el zumo en el vaso de la batidora. Añadir el plátano y la leche. Batir unos instantes y servir.

Batido de zanahoria

Para aproximadamente 230 ml
2 zanahorias grandes
la carne de un aguacate
1 ramita de cilantro finamente cortada

Licuar las zanahorias y verter su zumo en el vaso de la batidora. Añadir la carne del aguacate y el cilantro. Batir unos instantes y servir.

Zanahoria dorada

Para aproximadamente 230 ml
1 naranja pequeña
1 manzana pequeña
2 zanahorias grandes
½ lima
1 trozo de raíz de jengibre de aproximadamente 1 cm^2

Licuar la naranja, la manzana, las zanahorias, la lima y el jengibre y batir los zumos en una batidora. Verter en un vaso y servir.

Puesta de sol

Para aproximadamente 230 ml
½ papaya
½ mango
1 plátano aplastado con un tenedor
1 cucharada de yogur natural
80 ml de leche o una cucharada de helado de vainilla

Licuar la papaya y verter el zumo en el vaso de la batidora. Añadir la carne del mango, el plátano, el yogur y la leche o el helado. Batir el conjunto y servirlo.

Delicia de pepino y aguacate

Para aproximadamente 230 ml
½ pepino
menta fresca finamente cortada
la carne de medio aguacate
50 ml de yogur natural
Decoración:
2 rodajas finas de pepino
1 ramita de menta fresca

Licuar el pepino y verter su zumo en el vaso de la batidora. Añadir la menta fresca, el aguacate y el yogur. Batir y servir decorado con la ramita de menta y dos rodajas de pepino.

Paréntesis de zanahoria

Para aproximadamente 230 ml
1 tomate
2 tallos de apio
2 zanahorias grandes
½ limón
una ramita de perejil

Licuar el tomate, el apio, las zanahorias y el limón. Mezclar los zumos y servir con la ramita de perejil.

Lluvia púrpura

Para aproximadamente 230 ml
½ manzana
2 zanahorias grandes
¼ de remolacha cruda
1 trozo de raíz de jengibre fresco de 1 cm²
½ lima
1 ramita de cilantro

Licuar la manzana, las zanahorias, la remolacha, el jengibre y la lima. Mezclar los zumos y servir con la ramita de cilantro.

Sabores tailandeses

Para aproximadamente 230 ml
¼ de un pepino grande
2 zanahorias grandes
½ lima
1 pimiento rojo picante
1 ramita de cilantro

Licuar el pepino, las zanahorias, la lima y el pimiento. Mezclar los zumos en la batidora y servirlo en un vaso decorado con la ramita de cilantro.

Refrescos de berros

Para aproximadamente 230 ml
2 tomates
¼ de un pepino grande
1 manojo de berros
1 ramita de albahaca finamente cortada

Licuar los tomates, el pepino y los berros. Mezclar los zumos y servir la bebida decorada con la albahaca cortada.

Pimiento sabroso

Para aproximadamente 230 ml
1 zanahoria
1 pimiento rojo
125 g de col lombarda
1 ramita de tomillo fresco finamente cortado

Licuar la zanahoria, el pimiento rojo y la col lombarda. Mezclar los zumos y añadir el tomillo antes de servir la bebida.

Maravilla verde

Para aproximadamente 230 ml
1 tallo de apio
6 hojas de col rizada
2 tomates
la carne de ½ aguacate
1 ramita de orégano fresco finamente picada.

Licuar el apio, la col y los tomates. Verter los zumos en el vaso de la batidora y añadir el aguacate y el orégano. Batir y servir la mezcla.

Zumos para acompañar sus comidas

Los zumos son excelentes para acompañar el desayuno, el almuerzo o la cena. Si no está acostumbrado a tomar zumos, no beba más de tres vasos de 230 ml durante el día porque de lo contrario su estómago podría rebelarse. Cuando se haya habituado más al consumo regular de zumos frescos podrá incrementar el número de vasos de zumos hasta llegar a 4-6 vasos al día. Recuerde siempre que le será mucho más beneficioso tomar zumos de distintas variedades, incluso durante un mismo día, y consumir tanto zumos de fruta como también zumos de verdura. Así disfrutará de la mayor riqueza nutricional posible. (Para más detalles sobre el tema de los zumos para niños véase la página 143.) A continuación encontrará algunas recetas fáciles de preparar y, sobre todo, muy tentadoras para su paladar.

Zumos para el desayuno

Estos zumos se pueden consumir solos o junto con sus alimentos habituales de desayuno. Recuerde que no podrá alimentarse sólo de zumos. Si dispone de tiempo le resultará muy beneficioso beber su zumo media hora antes de tomar su desayuno. Así su cuerpo tendrá tiempo de absorber los nutrientes óptimamente.

San Clemente

Para aproximadamente 230 ml
Licuar y mezclar los zumos de:
1 naranja
1 pomelo
½ limón

Refresco de kiwi

Para aproximadamente 230 ml
Licuar y mezclar los zumos de:
2 kiwis
1 ½ de manzanas grandes

Abundancia de plátano

Para aproximadamente 230 ml
Licuar y batir:
1 mango
2 rodajas gruesas de piña
1 plátano chafado con un tenedor
145 ml de leche

Pera y piña

Para aproximadamente 230 ml
Licuar y mezclar los zumos de:

2 peras pequeñas
2 rodajas gruesas de piña

Superzanahoria

Para aproximadamente 230 ml
Licuar y mezclar los zumos de:
3 zanahorias grandes
1 manojo de berros
1 ramita de cilantro

Éxtasis de tomate

Para aproximadamente 230 ml
Licuar y mezclar los zumos de:
3 tomates
2 tallos de apio
1 ramita de cilantro

Zumos para el almuerzo

No hay nada mejor que ver una jarra de zumo fresco en nuestra mesa a la hora del almuerzo. Pruebe estos maravillosos zumos.

Batido de naranja, plátano y frambuesa

Para aproximadamente 230 ml
Licuar y batir:
1 naranja grande
1 plátano chafado con un tenedor
8 frambuesas
1 cucharadita de germen de trigo

Batido de albaricoque

Para aproximadamente 230 ml
Licuar y batir:
3 albaricoques
50 ml de yogur natural
115 ml de leche

Sabor a fresa

Para aproximadamente 230 ml
Licuar y mezclar los zumos de:
½ cajita de fresas
1 melocotón

Papaya en su punto

Para aproximadamente 230 ml
Licuar y mezclar los zumos de:
½ papaya
2 peras pequeñas

Combinado de pepino

Para aproximadamente 230 ml
Licuar y mezclar los zumos de:
¼ de pepino grande
4 tronchos de bróculi
2 tomates

Copa de zanahoria

Para aproximadamente 230 ml
Licuar y mezclar los zumos de:
3 zanahorias grandes
algunas ramitas de cilantro

El Sargento Pepper

Para aproximadamente 230 ml
Licuar y mezclar los zumos de:
½ pimiento rojo
½ pimiento verde
2 zanahorias grandes

Zumos para la cena

Relájese antes de cenar con un vaso de zumo. Pruebe estas recetas tentadoras.

Batido de mango

Para aproximadamente 230 ml
Licuar y batir:
1 mango
1 nectarina
145 ml de leche

Delicia de melón

Para aproximadamente 230 ml
Licuar: 1 melón pequeño
Añadir: 1 pizca de canela

Pomelo suave

Para aproximadamente 230 ml
Licuar y mezclar los zumos de:
1 ½ pomelo
1 lima

Refresco de zanahoria

Para aproximadamente 230 ml
Licuar y mezclar los zumos de:
2 zanahorias grandes
½ apio nabiforme
125 g de col lombarda

Remolacha buenísima

Para aproximadamente 230 ml
Licuar y mezclar los zumos de:
2 zanahorias grandes
½ remolacha
2 ramitas de albahaca fresca

Tónico de tomate

Para aproximadamente 230 ml
Licuar y mezclar los zumos de:
3 tomates
¼ de pepino grande
6 hojas de espinacas

Zumos para niños

Los zumos benefician a los niños tanto como a los adultos. Pero ellos deben consumir menos cantidad. Como los zumos frescos son tan concentrados es necesario diluirlos con la mitad de agua para los niños. En caso contrario podrían ser demasiado fuertes para sus sistemas digestivos todavía inmaduros. Observe estas reglas generales:

Para empezar, déle a su hijo tres o cuatro zumos diluidos a la semana. Incremente la cantidad gradualmente hasta llegar a uno o dos vasos al día, si son bien aceptados. No pase de 145 ml de zumo fresco al día en total. Pruebe primero con zumos sencillos diluidos con al menos el 50 % de agua. Cuando el niño se haya acostumbrado al sabor puede comenzar a mezclar diferentes zumos, pero tendrá que seguir diluyéndolos. Para obtener el máximo beneficio nutricional asegúrese de que sus hijos consuman diferentes variedades de zumos a lo largo de la semana.

Un zumo mezclado con un poco de plátano o aguacate no sólo quita la sed sino que puede servir también como un saludable tentempié entre horas.

Niños pequeños

Los zumos de la siguiente lista suelen gustar a los niños pequeños. La cantidad de fruta y verdura indicada es la necesaria para producir 145 ml de zumo, pero no olvide diluirlo con al menos un 50 % de agua o leche antes de ofrecérselo a sus hijos.

Albaricoque	4
Apio	2 tallos
Frambuesas	¾ cajita
Fresas	¾ cajita
Mandarina	4
Mango	1 grande
Manzana	1 grande
Naranja	1 grande
Pepino	1/3 de un pepino grande
Pera	2 pequeñas
Piña	media
Pomelo	1 grande
Sandía	½ de tamaño mediano
Tomate	3
Zanahoria	2 grandes

Niños mayores

Pruebe los siguientes combinados de zumos para niños mayores y adolescentes. Cuando haya adquirido experiencia en su preparación podrá crear sus propias recetas. Acuérdese que sólo el zumo de manzana y el de zanahoria pueden ser mezclados sin problema con cualquier zumo de fruta o verdura. También es importante tener en cuenta que el zumo del melón y el de la sandía deben consumirse solos ya que pasan por el sistema digestivo con mucha más rapidez que los demás zumos.

Ojos brillantes

Para aproximadamente 300 ml
Licuar y mezclar los zumos de:
1 manzana
1 zanahoria
145 ml de agua sin gas

Pera dulce

Para aproximadamente 300 ml
Licuar y mezclar los zumos de:

1 pera
5-6 fresas
145 ml de agua sin gas

Refresco de frambuesas

Para aproximadamente 300 ml
Licuar y mezclar los zumos de:
20-25 frambuesas
1 naranja grande
145 ml de agua sin gas

Milagro de sandía

Para aproximadamente 300 ml
Licuar y mezclar los zumos de:
1 rodaja grande de sandía
145 ml de agua sin gas

Delicia de mandarina

Para aproximadamente 300 ml
Licuar y mezclar los zumos de:
3 mandarinas
1 guayaba
145 ml de agua sin gas

Bonanza de piña y plátano

Para aproximadamente 300 ml
Licuar y batir:
2 rodajas de piña grande
1 plátano chafado con un tenedor
145 ml de leche

Sabor a mora

Para aproximadamente 300 ml
Licuar y mezclar:
75 g de moras

75 g de fresas
145 ml de agua sin gas

Mango tango

Para aproximadamente 300 ml
Licuar y batir:
1 mango
1 plátano chafado con un tenedor
145 ml de leche

Refresco de manzana

Para aproximadamente 300 ml
Licuar y mezclar:
75 g de frambuesas
1 manzana
145 ml de agua sin gas

Pomelo dorado

Para aproximadamente 300 ml
Licuar y mezclar:
1 pomelo
1 naranja
6 cerezas
145 ml de agua sin gas

Remate de tomate

Para aproximadamente 300 ml
Licuar y mezclar:
3 tomates
2 tallos de apio
145 ml de agua sin gas

Supercol

Para aproximadamente 300 ml
Licuar y mezclar:

75 g de col
2 zanahorias grandes
145 ml de agua sin gas

Superzanahoria

Para aproximadamente 300 ml
Licuar y mezclar:
1 zanahoria grande
1 tallo de apio
¼ de pepino
145 ml de agua

Delicia de mango y zanahoria

Para aproximadamente 300 ml
Licuar y mezclar:
1 zanahoria
1 mango
145 ml de agua sin gas

Manzana feliz

Para aproximadamente 300 ml
Licuar y mezclar:
1 manzana
75 g de col rizada
145 ml de agua sin gas

Batido de aguacate

Para aproximadamente 300 ml
Licuar y batir:
1 zanahoria grande
¼ de pepino
la carne de un aguacate chafada con un tenedor
115 ml de agua sin gas

Zumos para fiestas

Los zumos frescos pueden convertirse en el ingrediente más delicioso de sus cócteles y ponches festivos. Pruebe las siguientes recetas para sorprendentes bebidas con y sin alcohol.

El equipo para sus cócteles festivos

- Una selección de vasos y copas distintos: vaso para whisky, vaso alto, copa para martini, copa para vino, copa grande para coñac, copa para cava.
- Muchos cócteles se sirven con cubitos de hielo o hielo picado. Para hacer hielo picado sólo tiene que envolver unos cubitos con una toalla de cocina y pasar por encima el rodillo de extender masas o golpearlo con éste.
- Necesitará una coctelera o una batidora. Si no las tiene, puede usar un envase de cristal con tapa hermética para mezclar sus cócteles.
- Decoraciones: palitos de cóctel, paraguas de papel, etc.
- Azúcar refinado para decorar los bordes de los vasos. Frote el borde del vaso elegido con una pieza de fruta y páselo por el azúcar. Verá que esta operación le resultará mucho más fácil si usa fruta en vez de agua para mojar el borde.
- Algunas de las recetas contienen zumo de arándano. Si no puede conseguir arándanos frescos puede usar zumo envasado (de venta en tiendas de dietética).

Cócteles sin alcohol

Melocotón cremoso

Para una persona
1 melocotón
1 naranja pequeña
6 frambuesas frescas

25 ml de nata fresca
1 cucharada de hielo picado

Licuar el melocotón y la naranja y verter los zumos en la batidora junto con las frambuesas, la nata y el hielo. Batir durante 10 segundos y servir en un vaso para whisky.

Dulces sueños

Para una persona
150 g de arándanos (50 ml de zumo de arándanos envasado)
3 lychees
unas gotas de granadina
6 cubitos de hielo

Licuar los arándanos junto con la carne de los lychees y verter el zumo a la coctelera junto con unas gotas de granadina y los cubitos. Agitar bien y verter el cóctel sin los cubitos en un vaso para martini.

Hermosura de albaricoque

Para una persona
2 albaricoques
1 rodaja gruesa de piña
½ naranja
1 cucharada de hielo picado

Licuar los albaricoques, la piña y la naranja. Mezclar los zumos con el hielo picado y servir en un vaso alto.

Tifón

Para una persona
1 mango
½ naranja
25 g de arándanos frescos o 50 ml de zumo de arándanos envasado
6 cubitos de hielo

Licuar el mango, la naranja y los arándanos. Agitar los zumos en la coctelera junto con los cubitos y servir el cóctel en un vaso para whisky grande.

Abeja de miel

Para una persona
2 melocotones
2 cucharadas/ 30 ml de yogur natural
50 ml de leche
1 cucharadita de miel

Licuar 1 ½ melocotón. Batir el zumo junto con la carne del medio melocotón restante, el yogur y la miel. Servir en un vaso alto.

Delicia de pomelo y arándanos

Para una persona
½ pomelo
200 g de arándanos
unas gotas de granadina
6 cubitos de hielo

Licuar el pomelo y los arándanos. Verter los zumos en una coctelera y añadir unas gotas de granadina y los cubitos de hielo. Agitar el conjunto y servirlo sin los cubitos en un vaso para vino.

Piña colada

Para una persona
½ piña
30 ml de crema de coco
1 cucharada de hielo picado

Licuar la piña y mezclar el zumo con la crema de coco y el hielo picado. Servir en un vaso para whisky grande.

La mula del Mississippi

Para una persona
1 ½ limones
35 ml de jarabe de grosella
6 cubitos de hielo

Licuar los limones y verter el zumo en una coctelera junto con el jarabe de grosella y los cubitos. Agitar el conjunto y servirlo, sin los cubitos, en un vaso para martini decorado con un borde de azúcar (en la página 215 encontrará las instrucciones para decorar el borde del vaso con azúcar).

Virgen María

Para una persona
3 tomates
unas gotas de limón
unas gotas de tabasco
unas gotas de salsa Worcester
1 pizca de sal
pimienta recién molida a gusto
6 cubitos
un tallo de apio con hojas para la decoración

Licuar los tomates y verter el zumo en una coctelera. Añadir unas gotas de limón, el tabasco, la salsa Worcester, la sal, la pimienta y los cubitos. Agitar y servir el conjunto en un vaso grande para whisky. Decorar con el tallo de apio.

Daiquiri de fresas

Para una persona
¼ naranja
1 lima
6 fresas
1 cucharadita de miel
1 cucharada de hielo picado

Licuar la naranja y la lima. Batir los zumos junto con las fresas, la miel y el hielo. Servir en un vaso grande de whisky.

Comefuegos

Para una persona
1 zanahoria
¼ de naranja
15 ml de nata
unas gotas de tabasco
6 cubitos de hielo

Licuar las zanahorias y la naranja. Verter en una coctelera y añadir la nata, el tabasco y el hielo. Agitar y servir, sin los cubitos, en un vaso para vino.

Joe Cool

Para una persona
½ pepino
una pizca de sal
unas gotas de limón
6 cubitos de hielo

Licuar el pepino. Verter el zumo en una coctelera y añadir la sal, el zumo de limón y los cubitos. Agitar y servir en un vaso grande para whisky añadiendo un poco de sifón o soda.

Dulce y ligero

Para una persona
¼ pepino
½ piña
la carne de ½ aguacate chafada con un tenedor
1 cucharada de hielo picado
300 ml de limonada

Licuar el pepino y la piña. Batir los zumos junto con el aguacate y los cubitos. Servir en un vaso grande para whisky y añadiendo la limonada.

Delicia verde

Para una persona
2 kiwis
1 manzana de tamaño medio
1 cucharada de hielo picado

Licuar los kiwis junto con la manzana. Mezclar los zumos con el hielo y servir en un vaso para whisky.

Cóctel de la pasión

Para una persona
1 fruta de la pasión
¼ de melocotón
¼ de naranja
½ limón
6 cubitos de hielo

Licuar la fruta de la pasión, el melocotón, la naranja y el limón. Verter los zumos en una coctelera junto con los cubitos. Agitar y servir en un vaso grande para whisky.

Belle des Poires

Para una persona
1 pera
2 rodajas gruesas de piña
unas gotas de jarabe de almendra

Licuar la pera y la piña. Mezclar bien con el jarabe de almendra y servir en una copa para martini.

Pelirrojo

Para una persona
1 zanahoria grande
2 tomates
½ lima
unas gotas de tabasco

1 cucharada de yogur natural
1 cucharada de hielo picado

Licuar las zanahorias, los tomates y la lima. Verter los zumos en una coctelera y añadir el tabasco, el yogur y el hielo. Agitar y servir en un vaso grande para whisky.

El desayuno del barman

Para una persona
½ naranja
1 plátano chafado con un tenedor
115 ml de leche
1 cucharadita de miel
1 cucharada de hielo picado

Licuar la naranja. Batir el zumo junto con el plátano, la leche, la miel y el hielo. Servir en una copa grande para coñac.

Strawberry fields

Para una persona
1 melocotón
1 rodaja gruesa de piña
1 fruta de la pasión
1 cucharada de helado de fresa

Licuar el melocotón, la piña y la fruta de la pasión. Batir los zumos junto con el helado. Servir en una copa grande para coñac.

Cócteles con alcohol

Estos cócteles son maravillosos para una ocasión especial, pero recuerde, que para el bien de su salud, debería mantener su consumo de alcohol al mínimo.

Tai Mai

Para una persona
¼ de naranja de tamaño medio
1 rodaja fina de piña
½ lima
15 ml de tequila
15 ml de ron blanco
15 ml de ron negro
15 ml de curaçao de naranja
25 ml de licor de albaricoque
unas gotas de angostura
unas gotas de jarabe almendra
unas gotas de granadina
1 cucharada de hielo picado

Licuar la naranja, la piña y la lima. Verter los zumos en una coctelera y añadir el tequila, el ron blanco, el ron negro, el curaçao de naranja, el licor de albaricoque, la angostura, el jarabe de almendra, la granadina y el hielo. Agitar y servir en una copa grande para coñac.

Flor de azahar

Para una persona
½ naranja
50 ml de ginebra
6 cubitos de hielo

Licuar la naranja. Verter en una coctelera junto con la ginebra. Agitar y servir en una copa grande para whisky con seis cubitos de hielo.

Rubia

Para una persona
¼ de naranja de tamaño mediano
½ melocotón
25 ml de vodka
25 ml de aguardiente de melocotón

25 ml de licor de melocotón
6 cubitos de hielo

Licuar la naranja y el melocotón. Verter en una coctelera junto con el vodka, el aguardiente de melocotón, el licor de melocotón y los cubitos. Agitar y servir en un vaso alto con el borde decorado con azúcar (véase la página 148 para las instrucciones para la decoración del vaso).

Daiquiri de melocotón

Para una persona
1 lima
1 melocotón
25 ml de ron blanco
25 ml de licor de melocotón
1 cucharadita de miel
1 cucharada de hielo picado

Licuar la lima y la mitad del melocotón. Batir los zumos junto con la carne de la otra mitad del melocotón, el ron, el licor, la miel y el hielo. Servir en un vaso alto.

Daiquiri de plátano

Para una persona
1 lima
1 plátano chafado con un tenedor
25 ml de ron blanco
25 ml de licor de plátano
1 cucharadita de miel
1 cucharada de hielo picado

Licuar la lima. Batir el zumo junto con el plátano, el ron, el licor de plátano, la miel y el hielo. Servir en un vaso alto.

Planter's Punch

Para una persona
1 rodaja gruesa de piña
1 lima
6 cubitos de hielo
50 ml de ron negro
unas gotas de cointreau o triple seco
unas gotas de granadina
145 ml de limonada
2 rodajas de naranja
2 rodajas de limón

Licuar la piña y la lima. Verter los zumos en un vaso alto con 6 cubitos de hielo. Añadir el ron, el cointreau, la granadina y acabar de llenar el vaso con limonada. Remover antes de servir. Decorar el vaso con las rodajas de naranja y limón.

Ritz Fizz

Para una persona
1 limón
10 ml de curaçao
10 ml de amaretto
un benjamín de cava bien frío

Licuar el limón. Verter el zumo en copa para cava y añadir el curaçao y el amaretto. Acabar de llenar la copa con cava.

Ponches

Ponche del guerrero

Para seis personas
8 naranjas
700 g de fresas
25 ml de jarabe de fresa

80 ml de licor de fresa
80 ml de licor de melón
80 ml de ginebra
30 cubitos de hielo

Licuar las naranjas y una tercera parte de las fresas. Verter los zumos en un bol para ponches. Hacer un puré con el resto de las fresas y añadirlo al bol del ponche. Agregar el jarabe, los dos licores, la ginebra y el hielo. Servir en vasos para ponche.

Ponche azul de Boston

Para seis personas
5 limones
115 ml de curaçao azul
80 ml de vodka
80 ml de ginebra
1,4 l de limonada bien fría
30 cubitos de hielo

Licuar los limones y verter el zumo en un bol para ponche. Añadir el curaçao azul, el vodka, la ginebra y la limonada. Agregar los cubitos de hielo removiendo bien el conjunto.

Ponche de naranja

Para seis personas
10 naranjas
3 mangos
115 ml de ron blanco
115 ml de ron negro
115 ml de licor de albaricoque
1,4 l de agua con gas
30 cubitos de hielo

Licuar las naranjas y los mangos. Verter los zumos en un bol para ponche. Añadir los dos rones, el licor de albaricoque, el agua con gas y los cubitos.

Ponche de frutas exóticas

Para seis personas
2 piñas
4 mangos
4 guayabas
4 frutas de la pasión
2 papayas
450 g de arándanos
1 l de limonada
30 cubitos de hielo
1 carambola

Licuar las piñas, los mangos, las guayabas, las frutas de la pasión, las papayas y los arándanos. Verter los zumos en un bol para ponche y añadir la limonada y los cubitos. Cortar la carambola a rodajas en forma de estrella y dejarlas flotar en la superficie del ponche.

Ponche de bayas

Para seis personas
12 naranjas
150 g de frambuesas convertidas en puré
150 g de moras convertidas en puré
3 plátanos chafados con un tenedor
1,1 l de agua con gas
30 cubitos de hielo

Licuar las naranjas y verter el zumo en un bol para ponche. Añadir el puré de fruta, los plátanos, el agua con gas y los cubitos y servir.

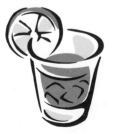

9. El paraíso de la pulpa

Cada vez que haga un zumo le quedará una cantidad de pulpa, la parte más fibrosa y sólida de la fruta o de la verdura que queda separado del zumo por la acción de la licuadora. La pulpa es una sustancia de mucho valor nutricional que se puede añadir a una gran variedad de recetas deliciosas y sería una lástima tirarla al cubo de la basura.

La mayoría de licuadoras domésticas producen una pulpa húmeda y de consistencia suave que se puede mezclar fácilmente con otros ingredientes. Puede añadir sabor o dulzor adicional a muchos platos. Una vez que haya probado algunas de las recetas contenidas en este capítulo, querrá hacer sus propios experimentos añadiendo pulpa a sus platos favoritos. Verá que cualquier clase de pulpa, desde la de la naranja hasta la de la zanahoria, sirve como ingrediente adicional a sus comidas, ya que todas las pulpas se pueden cocinar.

Tabla de la pulpa

Cantidades aproximadas de pulpa que resultan al extraer el zumo de frutas y verduras.

1 limón	35 g de pulpa
1 lima	15 g de pulpa
1 naranja	50 g de pulpa
225 g de zanahoria	120 g de pulpa
6 tomates	90 g de pulpa
1 mango	65 g de pulpa
15 hojas grandes de espinaca	35 g de pulpa
225 g de piña	125 g de pulpa

8 ciruelas	125 g de pulpa
6 tallos de apio	50 g de pulpa
4 manzanas	70 g de pulpa
4 melocotones	50 g de pulpa

Entrantes

Sopa de zanahoria y naranjas

Para cuatro personas
15 g de margarina de girasol
1 cebolla sin piel y finamente picada
450 g de zanahoria cortada en finas rodajas
750 ml de caldo vegetal o caldo de ave
1 cucharada/15 g de cilantro finamente picado
el zumo y la pulpa de una naranja
pimienta negra recién molida
sal marina
cilantro fresco finamente picado para decorar el plato

1. Fundir la margarina en una sartén y añadir la cebolla y las zanahorias. Remover y cocinar sobre fuego lento durante cinco minutos.
2. Agregar los demás ingredientes removiendo bien el conjunto. Tapar la sartén y dejar a fuego lento durante treinta minutos hasta que las zanahorias estén blandas.
3. Dejar enfriar la sopa ligeramente y pasarla a una batidora o un robot de cocina. Accionar el aparato hasta conseguir una consistencia cremosa.
4. Volver a calentar la sopa con cuidado y servirla adornada con cilantro picado.

Paté de espinacas

Para cuatro/seis personas
15 ml de aceite de oliva
1 cebolla finamente picada
1 diente de ajo picado

225 g de zanahoria ralladas
la pulpa de 15 hojas grandes de espinacas
6 cucharadas de queso fresco natural
1 taza de pan integral rallado
1 huevo batido
1 cucharada de zumo de limón recién exprimido
1 cucharadita de especias mezcladas como hierbas de
    Provenza o similares
algunas gotas de tabasco
sal marina
pimienta negra recién molida

🍒 1. Calentar el aceite de oliva en una sartén. Freír la cebolla y el ajo durante dos minutos. Añadir las zanahorias y cocinar durante cinco minutos.

🍒 2. Quitar la sartén del fuego y añadir todos los demás ingredientes mezclando bien el conjunto con la ayuda de una cuchara.

🍒 3. Engrasar un molde para paté y llenarlo con la mezcla alisando la superficie con una espátula.

🍒 4. Precalentar el horno y hornear el paté durante 35-40 minutos a 180 °C hasta que tenga un bonito color dorado.

🍒 5. Dejar enfriar dentro del molde. Una vez frío, volcarlo encima de una fuente y guardarlo en la nevera hasta el momento de servir.

🍒 6. Se puede servir frío o caliente acompañado con una ensalada verde.

Platos principales

Pollo con mango

Para cuatro personas
4 pechugas de pollo
1 cucharada de aceite de girasol
sal marina
pimienta negra recién molida
40 g de margarina de girasol

50 g/1 taza de harina
450 ml de leche semidesnatada
el zumo y la pulpa de un mango
1 trozo de aproximadamente 1,5 cm$_2$ de jengibre fresco
 sin piel y finamente picado
1 diente de ajo chafado

🍒 1. Untar las pechugas de pollo con el aceite, salpimentarlas y hacerlas a la plancha a fuego medio durante 20 minutos dándoles la vuelta de vez en cuando. Reservarlas manteniéndolas clientes.

🍒 2. Fundir la mantequilla en una sartén. Añadir la harina removiendo y cocinar durante un minuto.

🍒 3. Quitar la sartén del fuego y agregar la leche gradualmente removiendo constantemente. Volver a poner la sartén sobre el fuego y llevar la mezcla lentamente a ebullición. Continuar cociendo constantemente hasta que la salsa espese. Dejarla a fuego lento durante cinco minutos.

🍒 4. Añadir el zumo y la pulpa de mango, el jengibre, el ajo, la sal y la pimienta negra y mezclarlo todo bien. Cocer a fuego lento durante cinco minutos.

🍒 5. Servir las pechugas cubiertas con la salsa.

Pimientos rellenos de nueces

Para 4 personas
4 pimientos grandes (rojos, verdes, o amarillos)
25 g de margarina de girasol
1 cebolla finamente picada
50 g de queso rallado
50 g de nueces troceadas
1 diente de ajo
50 g de pan integral rallado
la pulpa de 6 tomates
3 cucharadas/45 ml de zumo de tomate fresco
4 cucharadas de perejil fresco finamente picado
sal marina
pimienta negra recién molida

🍒 1. Cortar la parte superior de los pimientos de forma que después se pueda usar como tapa. Limpiar el interior. Sumergirlos en agua hirviendo durante cinco minutos y secarlos.

🍒 2. Fundir la mantequilla en una sartén y añadir la cebolla. Cocer durante 3 minutos.

🍒 3. Sacar la sartén del fuego y agregar todos los demás ingredientes mezclándolos bien.

🍒 4. Rellenar los pimientos con la mezcla preparada y taparlos con la parte superior antes cortada.

🍒 5. Colocar los pimientos rellenos en una fuente para horno honda con un poco de agua. Cubrir la fuente con papel de aluminio. Calentar el horno a 180 °C y hornear los pimientos durante 35-40 minutos.

🍒 6. Servir el plato caliente acompañado de verduras frescas o tostadas de pan francés.

Hamburguesas de zanahorias con hierbas

Para 6 personas
350 g de carne picada de ternera
1 cebolla sin piel y finamente picada
125 g de zanahoria rallada
la pulpa de 350 g de zanahoria
125 g de queso rallado
125 g de germen de trigo
1 huevo batido
2 cucharadas de perejil fresco finamente picado
2 cucharadas de tomillo fresco finamente picado
sal marina
pimienta negra recién molida
aceite vegetal para untar las hamburguesas

🍒 1. Poner todos los ingredientes en un recipiente hondo y formar una mezcla homogénea.

🍒 2. Formar seis hamburguesas y untar cada una de ellas con un poco de aceite.

🍒 3. Poner las hamburguesas sobre la plancha caliente y cocerlas a fuego moderado durante 8-10 minutos por cada lado.

❦ 4. Servirlas acompañadas con ensalada de arroz integral.

Couscous de verduras picante

Para seis personas
450 g de couscous
2 cebollas sin piel finamente picadas
3 calabacines cortados a rodajas finas
225 g de coliflor troceado
1 pimiento verde cortado a láminas finas
125 g de col blanca cortada a tiras finas
3 tomates sin piel y cortados a trocitos
3 zanahorias cortadas a rodajas finas
la pulpa de 225 g de zanahorias
2 tallos de apio troceados
la pulpa de seis tallos de apio
400 g de alubias rojas cocidas
1,1 l de caldo vegetal
2 dientes de ajo finamente picados
2 cucharadas de cilantro finamente picado
1 pizca de cayena
2 cucharaditas de comino molido
½ cucharadita de azafrán
2 cucharadas de aceite de oliva

❦ 1. Poner el couscous en un bol grande con 450 ml de agua tibia y dejar en remojo durante 1 hora.
❦ 2. Colocar las verduras en una cacerola grande a la que se pueda incorporar algún recipiente para la cocción al vapor. Agregar el caldo vegetal, el ajo, el cilantro, las especias y el azafrán. Hacer hervir el conjunto brevemente y dejar a fuego lento durante 30 minutos.
❦ 3. Colar el couscous y colocarlo en un recipiente para cocinar al vapor que se incorpora a la cacerola de las verduras. Tapar la cacerola y continuar la cocción durante 40 minutos. Sacar el couscous y dejar las verduras a fuego lento.

🍒 4. Poner el couscous en una fuente grande y batirlo añadiendo el aceite mezclado con dos cucharadas de agua ligeramente salada.

🍒 5. Remover el couscous para dejarlo bien suelto y volver a dejarlo al vapor por encima de las verduras en la cacerola tapada durante 20 minutos.

🍒 6. Sazonar las verduras y presentarlas junto con el couscous en un plato de servir grande precalentado.

Pastelitos de langostinos y mango

Para 6 personas
350 g de langostinos pelados
4 cebolletas tiernas finamente picadas
1 diente de ajo finamente picado
la pulpa de 2 mangos
1 cucharadita de comino molido
sal marina
pimienta negra recién molida
6 hojas de pasta de hojaldre o pasta para rollitos de primavera
50 g de margarina vegetal fundida

🍒 1. Colocar los langostinos, las cebolletas, el ajo, la pulpa de mango, el comino, la sal y la pimienta en un bol y mezclar bien el conjunto.

🍒 2. Para preparar los pastelitos, untar cada una de las hojas de pasta con la margarina fundida y cortarla en 3 rectángulos de 10 cm. Poner los tres rectángulos de pasta uno encima de otro y añadir una sexta parte de la mezcla preparada para el relleno. Levantar los extremos de las hojas de pasta para encerrar el relleno y pegar los bordes con un ligero movimiento de giro. Repetir este procedimiento para cada uno de los pastelitos y untarlos todos con margarina fundida antes de colocarlos en una bandeja para horno engrasada.

🍒 3. Precalentar el horno a 200 °C y dejar a esta temperatura los pastelitos hasta que tengan un bonito color dorado.

🍒 4. Servir con una ensalada verde o verduras frescas.

Espaguetis al vino tinto

Para cuatro/seis personas
700 g de tomates maduros
1 cucharada de aceite de oliva
1 cebolla mediana cortada a finas rodajas
2-3 dientes de ajo finamente picados
2 cucharadas de albahaca seca
una pizca de sal
pimienta negra recién molida a gusto
1 cucharada de vino tinto
75 g de piñones
450 g de espaguetis largos
125 g de queso parmesano (opcional)

1. Licuar 225 g de tomates y reservar el zumo y la pulpa. Cortar los tomates restantes a trozos pequeños y freírlos en un poco de aceite de oliva.
2. Calentar el aceite restante en una sartén y freír las cebollas suavemente. Al cabo de cinco minutos agregar el ajo, los trozos de tomate, la albahaca, la sal y la pimienta y freír el conjunto durante cinco minutos.
3. Añadir el zumo y la pulpa de tomate, el concentrado de tomate, el vino tinto y los piñones. Dejar cocer a fuego lento durante media hora.
4. Poner a hervir una gran olla con agua ligeramente salada diez minutos antes de que termine de cocerse la salsa. Cocer los espaguetis «al dente».
5. Escurrirlos y colocarlos en una fuente de servir. Cubrirlos con la salsa, espolvorearlos con el queso parmesano y servirlos acompañados con una ensalada verde.

Cerdo agridulce

Para cuatro/seis personas
1 cucharada de aceite de sésamo
450 g de solomillo de cerdo cortado a trozos de 2,5 cm
125 g de champiñones cortados a láminas
8 cebolletas tiernas finamente cortadas

125 g de germinados de soja
225 g de germinados de bambú (de lata) escurridos
175 g de guisantes
175 g de calabacín cortado a rodajas finas
1 diente de ajo picado
125 g de anacardos
1 cucharada de miel
1 cucharada de salsa de soja
150 ml de caldo vegetal
2 cucharadas de vinagre de sidra
la pulpa de 175 g de piña
la pulpa de 1 lima
la pulpa de 3 ciruelas
sal marina
pimienta negra recién molida
harina de maíz para espesar la salsa (opcional)

🍒 1. Calentar el aceite en una sartén grande o un wok. Añadir la carne de cerdo y freírla hasta que quede bien dorada (5-10 minutos aproximadamente).
🍒 2. Agregar las verduras y los anacardos y freír removiendo continuamente durante 8-10 minutos hasta que quede bien cocido.
🍒 3. Mezclar todos los demás ingredientes y añadirlos a la sartén. Seguir friendo removiendo constantemente. Espesar la salsa con la harina de maíz si hace falta.
🍒 4. Servir inmediatamente junto con arroz integral o pasta.

Cazuela de judías

Para cuatro personas
450 g de tomates maduros
2 tallos de apio
½ limón
225 g de judías blancas cocidas
125 g de judías pintas cocidas
125 g de judías verdes cocidas
125 g de champiñones cortados a láminas
2 cucharadas de orégano fresco

2 cucharaditas de pimentón o 1 pimiento seco finamente
   picado

🍒 1. Licuar los tomates, al apio y el limón y verter los zumos en una cacerola grande. Agregar la pulpa.
🍒 2. Añadir todos los demás ingredientes y remover. Calentar el horno a 190 °C y hornear el conjunto durante
40 minutos removiéndolo de vez en cuando. Servirlo
directamente en la cacerola acompañado con arroz integral.

Pasta con tocino y apio

Para cuatro/seis personas
350 g de pasta integral
125 g de tocino ahumado a lonchas
175 g de queso rallado
125 g de champiñones cortados a láminas
4 tallos de apio finamente cortados
la pulpa de 6 tallos de apio
3 tomates troceados
la pulpa de 6 tomates
1 cucharada de perejil fresco finamente picado
1 cucharada de cebollino fresco finamente cortado
sal marina
pimienta negra recién molida

🍒 1. Cocer la pasta en una olla grande con agua ligeramente salada durante 8-10 minutos o hasta que esté
«al dente». Escurrirla bien.
🍒 2. Mientras tanto freír el tocino hasta que quede bien
dorado y cortarlo a trozos pequeños.
🍒 3. Mezclar los ingredientes restantes, añadir la pasta
caliente y el tocino y remover bien. Este plato se puede
servir caliente o frío.

Fritura de pollo al limón con sésamo

Para cuatro/seis personas
6 cucharadas/90 ml de caldo de pollo

2 cucharaditas/10 ml de jerez
2 cucharaditas/10 ml de salsa de soja
1 cucharadita de azúcar moreno
1 diente de ajo picado
el zumo y la pulpa de un limón
2 cucharadas de estragón fresco finamente picado
sal marina
pimienta negra molida
450 g de pechuga de pollo cortada a trozos de 2,5 cm
1 cucharada de aceite de sésamo
1 puerro finamente cortado
175 g de zanahoria rallada
125 g de tirabeques
200 g de maíz dulce de lata (escurrido)
25 g de semillas de sésamo
harina de maíz para espesar la salsa (opcional)

🍒 1. Mezclar el caldo de pollo, el jerez, la salsa de soja, el azúcar, el ajo, el zumo y la pulpa de limón, el estragón y añadir sal y pimienta a gusto. Agregar los trozos de pechuga de pollo, remover el conjunto y dejarlo macerar en la nevera durante un par de horas.

🍒 2. Calentar el aceite en una sartén grande y honda o un wok. Freír la carne de pollo, removiendo constantemente, hasta que quede bien hecha. Agregar las verduras y las semillas de sésamo, mezclar bien y seguir friendo hasta que el conjunto quede cocido en su punto. Espesar la salsa con harina de maíz, si hace falta.

🍒 3. Servir inmediatamente con arroz integral o pasta.

Cacerola de pescado al estilo tailandés

Para 4 personas
1 cucharada de aceite de oliva
6 cebolletas tiernas finamente picadas
1 pimiento verde cortado a finas tiras
1 pimiento rojo cortado a finas tiras
1 lata de 400 g de tomates enteros sin piel
la pulpa de un limón
la pulpa de una lima

la pulpa de 4 ciruelas
2 cucharaditas de salsa de soja
1 trozos de aproximadamente 2, 5 cm² de jengibre fresco, pelado y finamente picado
2 cucharadas de jerez
sal marina
pimienta negra recién molida
4 filetes de bacalao fresco (u otro pescado)
2 cucharadas de perejil fresco finamente picado para decorar el plato

🍒 1. Calentar el aceite en una cazuela de barro y agregar las cebollas tiernas y los pimientos. Freír durante tres minutos.

🍒 2. Añadir los tomates, la pulpa de la fruta, la salsa de soja, el jengibre, el jerez, salpimentar a gusto y remover bien el conjunto. Llevarlo suavemente a ebullición y bajar el fuego al mínimo. Seguir cociendo durante cinco minutos.

🍒 3. Sacar la cazuela del fuego y colocar los filetes de pescado encima de la mezcla de verduras. Calentar el horno a 180 °C y hornear el plato durante treinta minutos hasta que el pescado quede bien hecho.

🍒 4. Espolvorear con perejil y servirlo inmediatamente acompañado de patatas hervidas

Ensaladas

Ensalada de col lombarda y manzana

Para cuatro personas
1 col lombarda pequeña cortada a tiras finas
2 manzanas Golden sin piel,
descorazonadas y troceadas
175 g de pasas
la pulpa de 4 manzanas
2 cucharadas de zumo de manzana fresco
150 ml de yogur natural
1 cucharada de aceite de oliva

sal marina
pimienta negra molida

🍒 1. Poner todos los ingredientes en un bol grande y mezclarlos bien.

🍒 2. Servir la ensalada como plato único o como acompañamiento de platos de pasta o arroz.

Ensalada de arroz integral

Para cuatro personas
225 g de arroz integral de grano largo
4 cucharadas/60 ml de aceite de oliva
2 cucharadas/30 ml de vinagre de sidra
1 diente de ajo finamente picado
1 cucharadita de tomillo fresco finamente picado
75 g de queso rallado
175 g de champiñones cortados a láminas
8 cebolletas tiernas finamente picadas
2 tallos de apio finamente cortados
la pulpa de 225 g de piña
la pulpa de 4 melocotones
sal marina
pimienta negra recién molida

🍒 1. Poner a hervir una olla grande con agua ligeramente salada. Echar el arroz y cocerlo durante 15-20 minutos hasta que esté en su punto.

🍒 2. Preparar un aliño mezclando el aceite, el vinagre, el ajo y el tomillo.

🍒 3. Poner todos los demás ingredientes en un bol grande, agregar el arroz y el aliño y mezclar bien el conjunto.

🍒 4. Dejar reposar la ensalada durante treinta minutos antes de servir.

Ensalada de frutas y verduras

Para cuatro personas
75 g de germinados de alfalfa
4 tallos de apio finamente cortados

2 plátanos cortados a finas rodajas
1 zanahoria rallada
125 g de pasas
50 g de avellanas troceadas
3 cucharadas de yogur natural
la pulpa de 1 naranja
la pulpa de 225 g de piña
2 cucharadas de zumo fresco de piña
sal marina
pimienta negra recién molida

🍒 1. Poner todos los ingredientes en un bol grande y mezclarlos bien.
🍒 2. Servir esta ensalada como plato único o como acompañamiento de platos de carne.

Postres

Mousse de limón y lima

Para cuatro/seis personas
1 cucharada de gelatina en polvo
la pulpa, el zumo y la piel rallada de un limón
la pulpa, el zumo y la piel rallada de una lima
3 cucharadas de miel espesa
2 tazas de queso fresco natural
2 claras de huevo
algunas hojas de menta fresca para decorar

🍒 1. Mezclar los zumos de la lima y del limón con la gelatina y dejar reposar el conjunto. Ponerlo al baño María para disolver la gelatina. Dejarlo enfriar ligeramente.
🍒 2. Mezclar en un bol las ralladuras y la pulpa del limón y de la lima, la miel y el queso fresco. Agregar la mezcla de zumos de fruta con la gelatina removiendo bien.
🍒 3. Batir las claras a punto de nieve e incorporarlas suavemente a la mezcla.
🍒 4. Verter la mezcla en una fuente para servir o recipientes individuales. Dejar la mousse en la nevera

hasta que quede bien cuajada. Servirla decorada con hojas de menta.

Delicia de frutas del bosque

Para cuatro personas
225 g de moras
225 g de frambuesas
la pulpa de un limón
la pulpa de una naranja
125 g de azúcar moreno
50 g de margarina de girasol
125 g de copos de avena
1 cucharadita de mezcla de especias para pastelería a gusto

🍒 1. Cocer las moras y las frambuesas muy suavemente con 2 cucharadas/30 ml de agua hasta que queden un poco ablandadas. Sacarlas del fuego, agregar 50 g de azúcar y la pulpa de la naranja y del limón. Remover bien el conjunto.

🍒 2. Colocar la mezcla en una fuente de horno de la menos 1,1 l de capacidad.

🍒 3. Fundir la margarina en una sartén. Sacar la sartén del fuego y añadir el azúcar restante y los copos de avena, la nuez moscada y las especias, mezclando bien.

🍒 4. Esparcir la mezcla de los copos de avena encima de las frutas con la ayuda de una cuchara presionando ligeramente.

🍒 5. Calentar el horno a 180 °C y hornear el conjunto durante 30 minutos hasta que tenga un bonito color dorado.

🍒 6. Servir frío o caliente acompañado por queso fresco o yogur natural.

Crêpes integrales con salsa de melocotón

Para cuatro personas
Para los crêpes:

125 g de harina de trigo integral
una pizca de sal
1 huevo batido
300 ml de leche semidesnatada
aceite vegetal para freír
para la salsa de melocotón:
5 cucharaditas de harina de maíz
300 ml de agua fría
50 g de azúcar moreno
3 melocotones pelados y cortados a pequeños trozos
la pulpa de 4 melocotones
2 cucharadas de zumo de melocotón
1 cucharada de nuez moscada

Para preparar los crêpes:

🍂 1. Tamizar la harina junto con la pizca de sal dentro de un bol. Hacer un pequeño hoyo en el centro de la harina y agregar el huevo. Batir vigorosamente con una cuchara de madera añadiendo la leche poco a poco hasta conseguir una mezcla suave y homogénea.

🍂 2. Calentar un poco de aceite en una sartén de 18 cm de diámetro. Cuando esté bien caliente elimine el aceite sobrante dejando justo la cantidad necesaria para cubrir la base de la sartén.

🍂 3. Cubrir la base de la sartén con una fina capa de la mezcla preparada y cocer el crêpe por ambos lados durante 1-2 minutos hasta que adquiera un bonito color dorado.

🍂 4. Poner el crêpe en un plato manteniéndolo caliente.

🍂 5. Repetir el proceso hasta obtener 8 crêpes. Apilarlos uno encima del otro intercalando papel encerado para evitar que se peguen entre sí. Mantenerlos calientes.

Para preparar la salsa:

🍂 1. Mezclar la harina de maíz con 2 cucharadas de agua removiéndola hasta que quede completamente disuelta.

🍓 2. Agregar el resto del agua y los demás ingredientes mezclando bien.

🍓 3. Poner la mezcla al fuego y llevarla suavemente a ebullición removiendo constantemente. Bajar el fuego al mínimo y dejar cocer durante 3 minutos.

🍓 4. Servir los crêpes calientes cubiertos con la salsa de melocotón.

Flanes de melocotón y plátano

Para seis personas
600 ml de nata para montar
4 yemas de huevo
125 g de azúcar glacé
la pulpa de 4 melocotones
2 plátanos

🍓 1. Poner la nata al baño María y calentarla con suavidad hasta que llegue casi a hervir. Sacarla del fuego.

🍓 2. Batir las yemas de huevo junto con 50 g de azúcar. Agregar la nata poco a poco, batiendo suavemente hasta conseguir una mezcla homogénea. Agregar la pulpa de melocotón.

🍓 3. Colocar seis moldes en una fuente para horno con 1 dedo de agua.

🍓 4. Pelar y cortar los plátanos y colocar los trozos en el fondo de cada uno de los moldes.

🍓 5. Llenar los moldes con la mezcla para los flanes.

🍓 6. Calentar el horno a 150 °C y hornear los flanes durante una hora o hasta que hayan cuajado. Dejarlos enfriar y guardarlos en la nevera durante toda la noche.

🍓 7. Espolvorear los flanes con el azúcar restante y ponerlos bajo un gratinador caliente durante 2-3 minutos, hasta que el azúcar se convierta en caramelo. Dejarlos enfriar nuevamente y guardarlos en la nevera hasta el momento de servir.

Yogur con frutas del bosque

Esta receta puede variarse según su gusto personal usando las pulpas de distintas frutas.

Para 900 ml:
1 l de leche
2 cucharadas de yogur natural
la pulpa de 175 g de fresas
la pulpa de 175 g de frambuesas
la pulpa de 175 g de moras

1. Hacer hervir la leche y dejarla a fuego lento durante 1 minutos. Dejarla enfriar.
2. Mientras tanto batir el yogur en un bol. Añadir la leche tibia y batir el conjunto.
3. Agregar la pulpa de las frutas, cubrir el recipiente con película adherente y dejar cuajar la mezcla durante ocho horas.
4. Una vez cuajada, dejar el yogur en la nevera.

Sorbete de naranja y frambuesa

Para cuatro personas
450 g de frambuesas
2 naranjas grandes
2 cucharadas de miel

1. Licuar las naranjas y las frambuesas. Poner la pulpa y el zumo juntos en un bol y mezclar con la miel.
2. Colocar la mezcla en un recipiente llano y ponerla en el congelador. Cuando quede casi congelada, batirla en una batidora o un robot de cocina hasta obtener una textura suave.
3. Volver a ponerla en el congelador.
4. Sacar el sorbete del congelador 15 minutos antes de servirla para que se descongele ligeramente.

Pasteles

Pastel de plátano y zanahoria

Para seis personas
225 g de harina integral de trigo
1 sobre de levadura en polvo
150 g de azúcar moreno
150 ml de aceite de girasol
2 huevos batidos
2 plátanos sin piel y aplastados con un tenedor
150 g de zanahoria rallada
la pulpa de 225 g de zanahorias
25 g de nueces sin cáscara y troceadas

🍂 1. Engrasar un molde redondo para pasteles de18 cm de diámetro y forrarlo con papel encerado.
🍂 2. Tamizar la harina en un bol junto con la levadura en polvo. Agregar los ingredientes restantes y batir la mezcla vigorosamente.
🍂 3. Verter la mezcla en el molde alisando bien la superficie.
🍂 4. Calentar el horno a 150 °C y hornear el pastel durante 1 ½ horas hasta que haya subido y haya adquirido un bonito color dorado.
🍂 5. Dejarlo enfriar dentro del molde durante 30 minutos. Volcarlo y dejarlo enfriar completamente encima de una rejilla para pasteles.

Pan dulce con albaricoques, frutos secos y ciruelas

Para seis personas
125 g de albaricoques secos troceados
75 g de salvado
300 ml de leche semidesnatada
175 g de harina integral de trigo
1 sobre de levadura en polvo
50 g de frutos secos de diferentes clases,
todos troceados
75 g de azúcar moreno

1 huevo batido
la pulpa de 8 ciruelas

🍒 1. Engrasar un molde rectangular.

🍒 2. Mezclar la leche con los albaricoques y el salvado y dejar en remojo durante cinco minutos.

🍒 3. Tamizar la harina junto con la levadura en polvo, agregar la mezcla de leche, albaricoques y salvado y todos los demás ingredientes. Mezclar bien el conjunto.

🍒 4. Introducir la mezcla en el molde alisando bien la superficie.

🍒 5. Calentar el horno a 190 °C y hornear el pan durante 1 a 1 ¼ horas, hasta que se note sólido al tocarlo.

🍒 6. Volcarlo encima de una rejilla para pasteles y dejarlo enfriar. Guardarlo durante unos días antes de consumirlo.

🍒 7. Servirlo cortado a rodajas untadas con mantequilla.

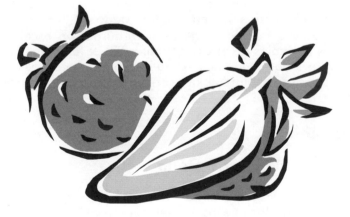

APÉNDICE
Glosario de vitaminas y minerales

Las vitaminas y los minerales son esenciales para la vida. Son muy importantes para nuestro bienestar aunque necesitemos tan sólo pequeñas cantidades de ellos. Es cierto que hoy en día, en el mundo occidental, son muy raros los casos de carencias graves que provocan enfermedades. Pero a menudo sufrimos síntomas más leves a causa de una dieta deficiente y más vale asegurarnos un consumo adecuado de vitaminas y minerales para mantener nuestra salud en óptimo estado.

Los zumos frescos de frutas o verduras son excelentes fuentes naturales de estos nutrientes. En el texto que sigue encontrará destacada en negrita las frutas y verduras cuyos zumos son especialmente ricos en determinadas sustancias.

Vitaminas

Vitamina A/betacaroteno

La vitamina A es importante para mantener sanos los dientes, las encías, los huesos, la piel, el pelo y los ojos. Protege a las membranas mucosas de nuestro cuerpo (garganta, pulmones y sistema digestivo) y nos ayuda a crear defensas contra las enfermedades.

La vitamina A (retinol) se encuentra sólo en productos de origen animal como los lácteos, el hígado y los huevos. Sin embargo, el cuerpo puede obtener vitamina A de fuentes vegetales a través de otro nutriente llamado betacaroteno. Las frutas y verduras de color anaranjado y los vegetales de hojas verdes contienen mucho de esta sustancia que nuestro sistema digestivo transforma en vitamina A. Tanto la vitamina A (retinol) como el betacaroteno son sustancias antioxidantes (véase el capítulo 1).

Los mejores zumos de fruta

Albaricoque, mandarina, mango, melocotón, melón (de color anaranjado), naranja nectarina.

Los mejores zumos de verdura

Berro, bróculi, col, col rizada, lechuga, espinaca, zanahoria.

Las vitaminas del complejo B

Las vitaminas del complejo B no son una sola sustancia sino todo un grupo de más de diez vitaminas. Su papel en nuestro organismo es más complejo que el de las demás vitaminas y minerales. Es importante saber que puede necesitar más cantidad de lo normal de las vitaminas del complejo B si fuma, bebe alcohol, toma anticonceptivos orales, es mayor aun, si está embarazada o amamantando un bebé (consulte a su médico si alguna de estas condiciones fuera su caso y tiene la impresión de necesitar suplementos multivitamínicos/minerales).

Generalmente las vitaminas del complejo B abundan más en las verduras que en las frutas. Los plátanos y los aguacates son ambos fuentes muy ricas en estas vitaminas y aunque no se puedan licuar para producir zumos, su carne puede ser mezclada con otros zumos. La vitamina B_{12}, que es muy importante para nuestro organismo, no se encuentra en ninguna fuente vegetal y no se puede obtener a través de los zumos, (esta vitamina se encuentra en los huevos y los cereales enriquecidos).

Vitamina B_1 (tiamina)

Esta vitamina tiene un papel importante en la aportación energética para el organismo. Ayuda a digerir y metabolizar hidratos de carbono. También es importante para la salud del corazón, de los músculos y del sistema nervioso. Las mujeres que toman anticonceptivos orales y las personas que fuman o beben mucho alcohol tiene más riesgo de sufrir deficiencias de la vitamina B_1.

Los mejores zumos de fruta

Ciruela, mandarina, naranja, piña.

Los mejores zumos de verduras

Ajo, coliflor, col rizada, perejil, puerro, tirabeques.

Vitamina B_2 (riboflavina)

Facilita la aportación energética. También fomenta el crecimiento en general y mantiene la salud de la piel, los ojos, la boca, el pelo y las uñas.

Los mejores zumos de frutas

Albaricoques, ciruela, grosella, kiwi y melocotón.

Los mejores zumos de verduras

Berro, bróculi, col rizada, espinaca, germinados de soja, perejil, pimientos rojos, tirabeques.

Vitaminas B_3 (niacina)

Ayuda a la formación de ciertas enzimas necesarias para el metabolismo y la transformación de los alimentos en energía.

Los mejores zumos de fruta

Fresa, fruta de la pasión, guayaba, melocotón, pomelo, uva.

Los mejores zumos de verduras

Coliflor, col rizada, germinados de soja, patata, perejil, pimiento rojo, zanahoria.

Vitamina B₅ (ácido pantoténico)

Los mejores zumos de fruta

Frambuesa, fresa, limón, mora, sandía.

Los mejores zumos de verduras

Apio, boniato, bróculi, coliflor.

Vitamina B₆ (piridoxina)

Es necesaria para el metabolismo de las proteínas, los azúcares, las grasas y otras sustancias químicas esenciales para el organismo. Ayuda a mantener la salud del sistema nervioso y de la piel.

Los mejores zumos de fruta

Frambuesa, grosella, plátano, sandía.

Los mejores zumos de verduras

Boniato, coles de Bruselas, col rizada, pimiento verde, puerro.

Ácido fólico

Ayuda a mantener la salud del sistema nervioso. También es un nutriente esencial para la mujer embarazada porque previene la formación de espina bífida en el feto. El ácido fólico se encuentra en mayores cantidades en las verduras que en las frutas.

Los mejores zumos de fruta

Fresa, mandarina, melón, naranja, piña.

Los mejores zumos de verduras

Bróculi, col blanca, coles de Bruselas, coliflor, chirivía, lechuga redonda, remolacha.

Biotina, colina, inositol

Estas vitaminas del complejo B son menos conocidas pero también muy importantes. Encontramos pequeñas cantidades de ellas en las verduras de hojas verdes.

Vitamina C

La vitamina C juega un papel importante en la producción del colágeno, el tejido conjuntivo de los huesos y la piel. Como vitamina de la piel puede acelerar la curación de heridas. También es un poderoso antioxidante que nos protege contra algunas enfermedades degenerativas (véase el capítulo 1). Además, facilita la absorción del hierro. Su cuerpo necesita más vitamina C si está sometido a estrés, fuma o está tomando antibióticos. La vitamina C se encuentra abundantemente tanto en las frutas como también en las verduras. La mayoría encontrará una lista de las frutas y verduras que contienen mayor cantidad de esta vitamina.

Los mejores zumos de fruta

Frambuesa, fresa, grosella, grosella espinosa, guayaba, kiwi, lima, limón, mandarina, mango, melón, mora, naranja, papaya, piña, pomelo.

Los mejores zumos de verdura

Berro, bróculi, col (blanca, verde y lombarda), coles de Bruselas, coliflor, hinojo, perejil, pimiento verde.

Vitamina E

La vitamina E es un poderoso antioxidante que ayuda a proteger el cuerpo de los efectos dañinos de los radicales libres. También previene la oxidación de las grasas poliinsaturadas y colabora en las funciones de la vitamina A/betacaroteno. Encontramos la mayor concentración de esta vitamina en las verduras de hojas verdes.

Los mejores zumos de fruta

Ciruela, ciruela claudia, frambuesa, grosella, grosella espinosa, mora, pomelo, uva blanca.

Los mejores zumos de verdura

Apio, berro, boniato, col, coles de Bruselas, chirivía, espinaca, lechuga, pimiento verde, puerro, tomate, zanahoria.

Minerales

Los siguientes nueve minerales principales se encuentran en concentraciones relativamente altas en las frutas y las verduras: azufre, calcio, fósforo, cloro, hierro, magnesio, potasio, sodio y cinc. Otros minerales que encontramos en menor concentración en fuentes vegetales y frutales son: cobalto, cobre, cromo, flúor, manganeso, selenio y yodo.

Azufre

El azufre es importante para la salud de la piel, del pelo y de las uñas. También favorece los procesos metabólicos del cerebro y del hígado.

Los mejores zumos de fruta

Frambuesa, fresa, fruta de la pasión, grosella espinosa, melón, mora, uva blanca.

Los mejores zumos de verdura

Apio, berro, boniato, cebolla, chirivía, pepino, rábano, tomate, zanahoria.

Calcio

Un mineral esencial para mantener fuertes y sanos los huesos y los dientes. Se encuentra en muchas frutas y verduras.

Los mejores zumos de fruta

Frambuesa, fresa, grosella, grosella espinosa, guayaba, kiwi, mora, papaya, uva.

Los mejores zumos de verduras

Apio, berro, bróculi, col rizada, todas las demás variedades de col, chirivía, espinaca, hinojo, pimiento verde, tirabeque, zanahoria.

Cloro

Facilita la regulación del equilibrio ácido/alcalino del cuerpo y ayuda a la función del hígado.

Los mejores zumos de fruta

Frambuesa, fresa, fruta de la pasión, grosella, melón, mora.

Los mejores zumos de verduras

Apio, berro, boniato, coles de Bruselas, lechuga redonda, puerros, zanahoria.

Fósforo

Este mineral es de vital importancia para la mayoría de reacciones químicas en nuestro cuerpo y especialmente necesario para un correcto funcionamiento de los riñones y para mantener sanos y fuertes los dientes y los huesos.

Los mejores zumos de fruta

Frambuesa, fresa, fruta de la pasión, guayaba, kiwi, melón, mora, uva.

Los mejores zumos vegetales

Apio nabiforme, bróculi, col rizada, chirivía, germinados de alfalfa.

Hierro

El hierro es un mineral esencial para la formación de los glóbulos rojos que distribuyen el oxígeno dentro del cuerpo. También colabora en la formación de ciertas enzimas. Las mujeres tienen más necesidad de hierro debido a la pérdida de sangre durante la menstruación.

Los mejores zumos de fruta

Arándano, frambuesa, fruta de la pasión, grosella, moras.

Los mejores zumos de verduras

Berro, boniato, col rizada, espinaca, lechuga, perejil, puerro, rábano y tirabeque.

Magnesio

Este mineral es necesario para muchos procesos enzimáticos y ayuda a la distribución de sodio, potasio y calcio dentro de las células. También es muy importante para los músculos y los nervios.

Los mejores zumos de fruta

Frambuesa, fresa, fruta de la pasión, grosella, guayaba, kiwi, limón, melón, mora, pomelo, uva.

Los mejores zumos de verduras

Apio nabiforme, bróculi, col, coles de Bruselas, chirivía, nabo, remolacha y tirabeque.

Potasio

Este mineral se encuentra en todas las células del cuerpo. Es especialmente importante para la regulación del intercambio hídrico y del ritmo cardíaco. También tiene un papel importante en la salud del sistema nervioso y la formación de la masa muscular.

Los mejores zumos de frutas

Albaricoque, cereza, ciruela claudia, guayaba, frambuesa, fruta de la pasión, kiwi, melocotón, melón, mora, papaya, uva.

Los mejores zumos de verduras

Apio, apio cabeza, berro, bróculi, col, coles de Bruselas, coliflor, col rizada, chirivía, espinaca, hinojo, lechuga, puerro, rábano, remolacha, tomate.

Sodio

Este mineral es un importante regulador del intercambio hídrico y de la tensión sanguínea. Pero la mayoría de nosotros consumimos dietas con exceso de sodio y esto puede llevar a la hipertensión. Sin embargo las cantidades de sodio que encontramos en las frutas y las verduras no son perjudiciales, siempre y cuando nuestra dieta no contenga ya un exceso de sal. Los zumos de las frutas y verduras mencionados a continuación pueden compensar las pérdidas de sodio causadas por una insolación.

Los mejores zumos de fruta

Ciruela, fruta de la pasión, grosella, kiwi, limón, melón, mora.

Los mejores zumos de verduras

Apio, apio nabiforme, berro, bróculi, col, col rizada, espinaca, rábano, remolacha, zanahoria.

Cinc

Este mineral tiene funciones vitales en muchos de los procesos celulares del cuerpo. Facilita la formación de células nuevas, fortalece el sistema inmunológico y juega un papel importante en la salud de los órganos reproductivos del hombre y de la mujer. También facilita la regulación del equilibrio ácido/alcalino del organismo.

Los mejores zumos de fruta

Frambuesa, guayaba.

Los mejores zumos de verdura

Berro, bróculi, coles de Bruselas, tomate.

Cobalto, cobre, cromo, flúor, manganeso, selenio y yodo

Estos minerales se encuentran en pequeñas cantidades en la mayoría de las frutas frescas y en las verduras de hojas verdes. Las vísceras, los mariscos, los frutos secos y los cereales integrales contienen cantidades abundantes de estos nutrientes.

Correspondencia de vocabulario entre las distintas comunidades hispanohablantes

Aguacate . . . . palta
Albaricoque . . . . pelones
Alcachofas . . . . alcauciles
Apio. . . . . arracha, panal
Boniato . . . . batata, papa dulce, camote
Calabacines . . . . zapallitos
Calabaza . . . . zapallo, ahuyama
Cebolla tierna . . . . cebolla de verdeo
Champiñón . . . . seta, hongo
Col. . . . . repollo
Coles de Bruselas . . . . . repollito de Bruselas
Escalonias . . . . echalotes
Fresas. . . . . frutillas
Guisantes. . . . . arvejas
Judías. . . . . porotos
Judías verdes . . . . chauchas
Maíz tierno. . . . . choclo
Melocotones. . . . . duraznos
Patata. . . . . papa
Pepino . . . . cohombro
Pimientos . . . . chiles, ajíes
Puerro . . . . ajo porro
Piña . . . . ananá
Plátano. . . . . banana
Remolacha . . . . beterrave, betavel
Ruibarbo . . . . mechoacán
Soja . . . . soya
Tomate. . . . . jitomate

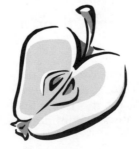

Índice

En la misma colección

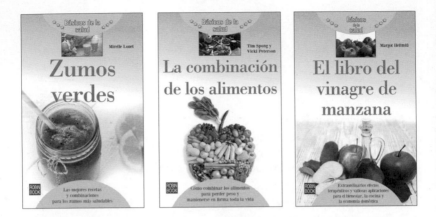

Esenciales

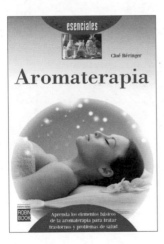